मनुष्य जहां यह चाहता है कि सुखी जीवन व्यतीत करे; उसके पास पर्याप्त धन हो ऐश्वर्य हो, समाज में उसकी मान-प्रतिष्ठा हो, वहां उसकी यह भी प्रबल इच्छा होती है कि उसका शरीर निरोग रहे और वह दीर्घजीवी हो।

इस लक्ष्य की प्राप्ति किन उपायों से सम्भव है उस पर विचार करना चाहिए। यदि हम अपने स्वास्थ्य को सुदृढ़ बनाकर तथा रोगों से छुटकारा पाकर अपनी आयु बढ़ाना चाहते हैं तो इसका सरल उपाय प्राकृतिक चिकित्सा ही है।

विद्वान लेखक ने सुन्दर एवं सरल भाषा में अपने अनुभवों से 'प्राकृतिक चिकित्सा' नाम से इस पुस्तक की रचना की है जो शरीर के अनेक छोटे-छोटे रोगों के निवारण एवं दीर्घायु जीवन व्यतीत करने में अत्यन्त उपयोगी होगी।

प्राकृतिक चिकित्सा

डॉ० सतीश गोयल

डायमंड बुक्स

प्रकाशक : डायमंड पॉकेट बुक्स (प्रा.) लि.
X-30 ओखला इंडस्ट्रियल एरिया, फेज-II
नई दिल्ली-110020
फोन : 011-40712200
ई-मेल : wecare@diamondbooks.in
वेबसाइट : www.diamondbooks.in
संस्करण : 2025
मुद्रक : रेप्रो (इंडिया)

PRAKRITIK CHIKITSA
by Dr. Satish Goel

अनुक्रम

जीवन क्या है?

संसार के सभी वैज्ञानिक आज इस बात से सहमत हैं कि पृथ्वी का प्रादुर्भाव आज से लगभग 3-4 अरब वर्ष पहले हुआ था। परन्तु पृथ्वी की उत्पत्ति किस प्रकार हुई, इस बारे में भिन्न-भिन्न मत हैं। परन्तु इस बात से सभी सहमत हैं कि पृथ्वी का रूप उस समय ऐसा नहीं था, जैसा आज है। वह एक आग का गोला थी और उसके चारों तरफ भी शनि ग्रह की तरह ब्रह्मांडीय गैसों का वलय था। यह उष्ण वायुमंडलीय घेरा धीरे-धीरे छीजता गया। इस प्रकार वायु और जल मंडल पृथ्वी पर उपजे। पृथ्वी पर करोड़ों वर्षों बाद महाद्वीप और महासागर अस्तित्व में आए।

अस्तित्व का वह विशिष्ट रूप जिसे 'जीवन' कहते हैं, यथार्थतः समुद्र से ही प्रकट हुआ। निश्चय ही समुद्र ही धरती की एक ऐसी विशिष्टता है जो पृथ्वी को अद्वितीय और अलौकिक बनाती है।

सभी जीवधारी न केवल जल का उपयोग करते हैं, बल्कि अधिकांशतः जल से ही बने हैं। मानव शरीर का लगभग 70 प्रतिशत भाग जल से ही निर्मित है। इस जल का लगभग एक तिहाई रक्त तथा अन्य शारीरिक द्रवों में और दो तिहाई कोशिकाओं की भित्तियों में लगा है।

यह तथ्य भी कम महत्वपूर्ण नहीं है कि मानव-रक्त की रासायनिक संरचना समुद्री जल के ही समान है। इसमें समुद्र के सभी तत्व संचरण करते हैं, यद्यपि उनका अनुपात भिन्न अवश्य है।

जीवन के विकास की विविध अवस्थाओं को क्रमशः दर्शाने वाले ये दीर्घकालावधियां, जिनके अभिलेख जीवाश्मों के रूप में उपलब्ध हैं, जीवन की उत्पत्ति एवं विकास की कहानी कहते हैं।

पृथ्वी करोड़ों वर्षों तक अपने वायुमंडलीय आवेष्ठन में नितांत बंजर और जीवन विहीन बनी रही। उसके बाद महासागरों का जल, सूर्य और चन्द्र के स्पंदनों के साथ उठता-गिरता तथा प्रबल झंझाओं से आंदोलित होता रहा। तब लगभग डेढ़-दो अरब वर्ष पूर्व 'जीवन' का किसी प्रकार जल में प्रादुर्भाव हुआ। भौतिक परिवर्तन के किस क्रम और वातावरण में 'जीवन' अस्तित्व में आया, विज्ञान इस बारे में स्पष्ट रूप में कुछ भी कहने में असमर्थ है। केवल उन परिस्थितियों का अनुमान ही लगाया जा सकता है कि किन्हीं माध्यमों से महाकाय अणुओं ने अपनी प्रतिलिपियां उत्पन्न करने की क्षमता पा ली।

आदिम उष्ण महासागरों में इस धुंधले श्रीगणेश से विकास की अद्‌भुत क्रियाओं द्वारा सभी जीवों की उत्पत्ति हुई। और इस प्रकार जीवन का तत्व एक पीढ़ी से दूसरी पीढ़ी में उतरता गया और उसके द्वारा जीवन का नित नया नवीनीकरण होता गया।

यह सार्वभौम सत्य है कि जीवंत पदार्थ की मूल इकाई कोशिका (सेल) है। यही कोशिकाएं अपनी विभिन्न संरचनाओं द्वारा भिन्न-भिन्न जीवों में परिवर्तित होती रहती हैं।

एक मनुष्य में खरबों कोशिकाएं होती हैं। प्रत्येक कोशिका-केन्द्र में सूत जैसी संरचनाओं का गुंफित पुंज रहता है, जिसे क्रोमोसोम या पित्रयसूत्र कहते हैं। इनकी संख्या प्रत्येक भिन्न जाति के जीव में भिन्न होती है, किन्तु सजातीय में समान।

इस प्रकार जीवन और एककोशीय जीवों की विविधता का पृथ्वी पर उदय हुआ और सरल से जटिलतर होता चला गया।

मानव का विकास तो पिछले छह लाख वर्षों में ही द्रुतगति से हो पाया—खासकर उसके मस्तिष्क का विकास। इस प्रकार मानव जीवन अस्तित्व में आया।

अतः हम निस्संदेह कह सकते हैं कि सभी जीवधारियों की उत्पत्ति प्राकृतिक साधनों हवा, पानी, मिट्टी, धूप और आकाश के माध्यमों से हुई है।

प्राकृतिक चिकित्सा क्यों?

यह निर्विवाद सत्य है कि शारीरिक रोगों का आगमन बाहर से नहीं होता। अप्राकृतिक जीवन से शरीर में विकार पैदा होते हैं। तब प्रकृति उन्हें निकालने की चेष्टा करती है। उसे हम रोग कहते हैं। शरीर का निर्माण ही ऐसा हुआ है कि वह अपने से भिन्न अप्राकृतिक विकारों को शरीर में पचा ही नहीं पाता। अतः यह कहा जा सकता है कि रोग शरीर के स्वस्थ होने की चेष्टा मात्र है। इसलिए रोग को दूर करने के लिए हमें उन्हीं तत्वों और उपतत्वों का सहारा लेना चाहिए जिनसे यह शरीर निर्मित हुआ है—तो स्थायी रूप से तथा जड़ से रोग निकल जाने की संभावना रहती है।

दरअसल जब हम भोजन करते हैं तो भोजन पचकर मलमूत्र के रूप में बाहर निकल जाता है। परन्तु कभी-कभी गलत खान-पान से शरीर में ऐसे खाद्य-पदार्थ पहुंच जाते हैं जो प्राकृतिक ढंग से बाहर नहीं निकल पाते और शरीर का वे अंग बन नहीं पाते। फलस्वरूप शरीर के विभिन्न अवयव उसे बाहर निकालने की चेष्टा करते हैं पर वे गंदगी के अत्यधिक इकट्ठा होने की वजह से उसे बाहर निकाल पाने में असमर्थ होते हैं। तब ये पदार्थ शरीर के अंदर गल-सड़कर गर्मी पैदा करते हैं जिससे वमन, जी घबराना, पेट गैस, बदहजमी, दस्त, बलगम आदि विकार पैदा होकर विभिन्न बीमारियों को जन्म देते हैं। यह बीमारी शरीर से गंदगी निकालने की एक विशेष क्रिया का रूप ले लेती है।

शरीर में विकार बढ़ने के निम्न कारण मुख्य होते हैं—

(1) बद परहेजी।

(2) प्रकृति के नियमों के विरुद्ध रहन-सहन।

(3) मनोबल की कमी।

(4) अज्ञानता।

आज हम पश्चिमी सभ्यता के प्रभाव में पड़कर अपने पुराने, परन्तु अच्छे संस्कारों को खोते जा रहे हैं। यूरोप-अमेरिका की जलवायु हमारे देश से बहुत भिन्न है, अतः वहां के खान-पान के तौर-तरीके हमारे लिए रास नहीं आ सकते।

खाने-पीने की वस्तुओं की प्राकृतिक अवस्था को तोड़-मरोड़ कर हम उसे गलत ढंग से खाने की आदत डाल लेते हैं। जैसे शुद्ध प्राकृतिक दशा में दूध न लेकर उसके विभिन्न व्यंजन जैसे खोए की मिठाई, रबड़ी, रसगुल्ला, बर्फी आदि बनाकर खाना ज्यादा पसन्द करते हैं। फलों को अचार, मुरब्बा, जेम-जैली के रूप में

अपनाते हैं। सब्जियों को तेज खट्टे-चटपटे मसालों से भर देते हैं। तब ये खाद्य-पदार्थ अपने प्राकृतिक गुणों को खोकर अप्राकृतिक अवगुणों का रूप लेकर शरीर को नुकसान पहुंचाते हैं। साथ ही तरह-तरह की खतरनाक बीमारियों को जन्म देते हैं। फलस्वरूप रोगों की सूची बढ़ती जा रही है। उतनी ही संख्या में दवाइयों में वृद्धि होती जा रही है।

इन सबका एक ही कारण है—और वह है हमारी नींव कमजोर होना। कोई मकान तभी गिरता है जब उसकी नींब कमजोर हो या दीवारों में नकली मिलावटी मसाला लगा हो। अतः हमें इन सब शारीरिक विकारों से मुक्ति पाने के लिए हर वस्तु को चाहे वह खाद्य-पदार्थ हो या पेय पदार्थ, प्राकृतिक दशा में ही सेवन करना चाहिए। जो पदार्थ कच्चे खाए जा सकते हों—उन्हें कच्चा खाएं—और जो पदार्थ उबालकर या गर्म कर खाए जा सकते हों, उन्हें वैसा बनाकर खाएं, परन्तु उनके प्राकृतिक गुणों को नष्ट न होने दें।

जब कोई रोग हो जाए तो हमें देखना चाहिए कि हमारे शरीर की प्राकृतिक दशा कैसी है? उसे प्राकृतिक रूप से रखा जा रहा है या नहीं? उसे प्राकृतिक और सात्विक भोजन उपलब्ध हो रहा है या नहीं? शरीर का खून साफ है या नहीं तथा उसके संचालन में कोई रुकावट है या नहीं? पेट ठीक है या नहीं? शरीर गर्मी-सर्दी, सहन करने योग्य है या नहीं? आदि कारणों को और शरीर की कार्य-प्रणाली की जांच करनी चाहिए।

आमतौर पर यह माना जाता है कि रोगों का मुख्य कारण कीटाणु हैं। बात सही भी है। परन्तु वास्तविकता यह है कि मनुष्य का शरीर ही कीटाणुओं से भरा हुआ है। जिस प्रकार स्वस्थ शरीर का मौसम पर कोई प्रतिकूल प्रभाव नहीं पड़ता, उसी प्रकार कीटाणुओं से भी रोग उत्पन्न नहीं होता। रोग उत्पन्न तब होता है, जब बाहरी कीटाणुओं के आक्रमण का हमारे शरीर में स्थित कीटाणु मुकाबला नहीं कर पाते और असमर्थ होकर बाहरी कीटाणुओं को अपने ऊपर हावी होने देते हैं। तब हम बीमार पड़ जाते हैं और बीमारी से उत्पन्न हुई गर्मी उन कीटाणुओं से मुकाबला करने की सामर्थ्य पैदा करती है।

कब्ज होना तो आजकल साधारण बात है। भूख न रहने पर भी पेट भर खाने से, बिना ठीक चबाकर खाने से, देर से पचने वाले खाद्य-पदार्थ खाने से, गन्दे स्थानों में रहने से, व्यायाम न करने से, कुविचारों से अक्सर शरीर और मन दूषित हो जाता है, जिसके कारण हमारे शरीर की रक्षा करने वाले कीटाणु शिथिल पड़ जाते हैं और बाहरी कीटाणु मौके की ताक में रहकर तत्काल आक्रमण कर शरीर को रोगी बना देते हैं। कभी-कभी तो रोग के कीटाणु इतने गहरे बैठ जाते हैं कि रोग मरते दम तक पीछा नहीं छोड़ता।

वास्तविकता तो यह है कि बीमार न पड़ना बड़ा आसान है। इसमें प्रकृति हमें पूरा सहयोग देती है। हमारे शरीर की स्वाभाविक व्यवस्था है स्वस्थ और निरोग

रहना। जानवरों को देखिए, प्राकृतिक रूप से रहकर वे कभी ही बीमार नहीं पड़ते हैं। केवल बीमार पड़ते हैं तो मरने के समय। जानवर प्रकृति की गोद में अपना जीवन बिताते हैं, जब कि मनुष्य प्रकृति से दूर होता जा रहा है।

हमारा जन्म रोगी और अस्वस्थ जीवन बिताने के लिए नहीं हुआ, बल्कि स्वस्थ और नीरोगी जीवन हंसी-खुशी और उल्लास के बीच जीने के लिए हुआ है।

अतः शरीर को नीरोग रखने के लिए उन्हीं पंचभूत तत्वों का सहारा लेना चाहिए, जिनसे यह शरीर निर्मित हुआ है, अर्थात् मिट्टी, पानी, धूप और हवा तथा आकाश।

रामायण के रचयिता रामभक्त तुलसीदास ने मानव देह का निर्माण करने वाले पांच तत्वों का वर्णन इस प्रकार किया है—

क्षिति जल पावक गगन समीरा।
पंच तत्व यह रचित शरीरा॥

अतः शरीर से रोग दूर करने में भी इन्हीं पंच तत्वों का सहारा लिया जाए तो शरीर पर प्रतिकूल प्रभाव नहीं पड़ता और रोग प्राकृतिक तरीके से ही जड़ से चला जाता है।

अतः प्राकृतिक चिकित्सा में भोजन, पथ्य, पानी (गर्म तथा ठंडा) का एनीमा, विविध प्रकार के स्नान, पानी की पट्टी, मिट्टी की पट्टी तथा लेपन, धूप स्नान, हवा का सेवन, वाष्प स्नान, मालिश, व्यायाम, योग आदि विधियों का प्रयोग करना चाहिए। इन विधियों से रोग दबता नहीं, निकल जाता है। ये विधियां शरीर की गंदगी को बाहर निकाल फेंकती हैं।

तो आइए, आगे प्राकृतिक चिकित्सा में सहयोगी इन्हीं तत्वों और उपतत्वों के बारे में जानें।

प्राकृतिक चिकित्सा का आधार

मानव शरीर पांच प्राकृतिक तत्वों से बना माना जाता है। ये हैं—हवा, पानी, धूप, आकाश, मिट्टी। प्रकृति भी इन्हीं पांच मूल तत्वों से निर्मित हुई है। मनुष्य के स्वास्थ्य का आधार भी ये पांच तत्व हैं—और उसके रोगों के सही, स्थायी और समूल नाश के लिए भी इन्हीं पांच तत्वों का सहारा लिया जाना श्रेयस्कर तथा उपयोगी है।

हवा मनुष्य के लिए बहुत जरूरी है। बिना सांस लिए वह जीवित नहीं रह सकता। शरीर की सम्पूर्ण क्रिया ही हवा पर निर्भर है। हवा के बिना वह सुन नहीं सकता, सूंघ नहीं सकता, भोजन ग्रहण नहीं कर सकता, मल विसर्जन नहीं कर सकता—यहां तक कि हवा के बिना उसके शरीर का अस्तित्व ही नहीं हो सकता।

हवा के बाद मनुष्य के लिए सबसे जरूरी है—पानी! पानी का मुख्य कार्य मनुष्य के शरीर का तापमान सन्तुलित रखना और शरीर से गंदगी को बाहर निकालना तथा रक्त को शुद्ध बनाये रखना है। पानी के महत्व को तो प्रकृति भी स्वीकार करती है। तभी तो पृथ्वी पर तीन भाग पानी और केवल एक भाग में जमीन है।

शरीर में भी पानी की मात्रा काफी होती है। तीन भाग में से लगभग दो भाग पानी का तथा एक भाग हाड़-मांस का हमारे शरीर में होता है। भोजन रूप में हमारा शरीर पानी की मात्रा को कई रूपों में सबसे अधिक ग्रहण करता है। शरीर की बाहरी स्वच्छता के लिए भी पानी का महत्वपूर्ण स्थान है।

पानी के बाद धूप का हमारे जीवन में बहुत महत्व है। सूर्य की धूप की बदौलत ही हमारे शरीर में जीवन तत्व जीवित और स्वस्थ बने रहते हैं। सूर्य की गर्मी से हमारे शरीर को नुकसान पहुंचाने वाले लाखों-करोड़ों कीटाणु नष्ट हो जाते हैं। धूप की गर्मी से हमारे शरीर की हड्डियां, मांस-पेशियां मजबूत बनी रहती हैं। यदि किसी मनुष्य को अंधेरे कमरे में इस तरह रखा जाये कि उसके शरीर को धूप बिल्कुल न मिले तो उस मनुष्य का शरीर बेहद कमजोर, पीला पड़ जायेगा और शरीर की हड्डियां नर्म पड़ जायेंगी। साथ ही शरीर रोग ग्रस्त हो जायेगा। अतः शरीर के लिए धूप एक अनिवार्य तत्व है।

इसके बाद मिट्टी का महत्वपूर्ण स्थान है। मिट्टी में उपस्थित विभिन्न खनिज-लवणों से शरीर-रचना होती है। मिट्टी से उत्पन्न खाद्य-पदार्थों को खाकर मनुष्य जीवित रहता है। मिट्टी के बने घरों, सड़कों से उसका रोज का वास्ता होता है और अन्त समय में उसका शरीर भी मिट्टी में ही लीन हो जाता है।

सम्बन्ध है।

र्ण बातें छिपाये हुए है। सृष्टि का जर्रा-जर्रा या अपना अस्तित्व बनाये रखता है। ्य तत्वों को प्रेरणा और बल प्राप्त काश से प्रभावित रहता है।

और आकाश ये पांचों तत्व हमारी सृष्टि ार पर ये हमारे रक्षक भी हैं।

न्न रोगों पर हवा, पानी, मिट्टी, धूप आदि का ार को प्राकृतिक उपचार मिलता है जो स्थायी और सलिए यह कहने में कोई संकोच नहीं होना चाहिए कि त शरीर के विकारों को दूर करने के लिए पंच-भूतों का ही तही है।

रहने के लिए भी इन्हीं प्राकृतिक पांच तत्वों का किसी-न-किसी रूप में ाग करना चाहिए।

यदि गहरी और लम्बी सांस लेकर हमने वायु का यथेष्ट उपयोग किया तो हमारे फेफड़ें, गुर्दे, आंतें और त्वचा नीरोग और स्वस्थ रहेंगे। गुर्दे ठीक काम करते रहें, इसके लिए हमें खूब पानी पीना चाहिए।

सात्विक भोजन, धूप स्नान, भाप स्नान, जल स्नान, मालिश, व्यायाम तथा पर्याप्त नींद और आराम करने से रोग शरीर के पास फटकने भी नहीं पाते।

अतः सही और प्रामाणिक इलाज के लिए प्राकृतिक चिकित्सा से बढ़कर अन्य कोई इलाज नहीं है।

अच्छा हो प्राकृतिक तत्वों का (हवा, पानी, धूप और मिट्टी) आप स्वस्थ अवस्था में ही विभिन्न रूपों में नियमित उपयोग करने लगेंगे तो रोगों को आप तक पहुंचने का अवसर ही नहीं मिलेगा।

इन्हीं पंच-तत्वों के सहायक घटक हैं एनिमा लेना, व्यायाम करना, प्राणायाम और योग करना, उपवास करना आदि। इन्हें अपनी दिन-चर्या का एक नियमित हिस्सा बना लेंगे तो आप जीवन पर्यन्त सुखमय, दीर्घ जीवन, बिना दुःख-तकलीफ झेले, तनाव, क्रोध, चिन्ता आदि विकारों से मुक्त होकर सही अर्थों में जीना सीख जाएंगे।

तो चलिए अब इन पंच तत्वों का बारी-बारी से महत्व, उपयोग और इलाज आदि के बारे में जानकारी प्राप्त करें।

आकाश और हवा का महत्व

प्राकृतिक उपचार में हवा का भी महत्वपूर्ण योगदान है। हवा के कुछ क्षण भी जीवित नहीं रह सकता। मनुष्य के लिए शुद्ध वायु का जीवनदायी है। अशुद्ध वायु से मनुष्य या तो मर जाता है या फिर बी जाता है। उसके फेफड़े, हृदय और नाड़ी तंत्र प्रभावित होते हैं।

शुद्ध वायु सेवन से फेंफड़े और हृदय मजबूत होते हैं। रक्त शुद्ध होत शरीर में स्फूर्ति और शक्ति बनी रहती है। वायु संबंधी विकारों का नाश होता

शीतल जल में स्नान और शीतल वायु प्रदेश में गहरी-गहरी सांसें लेकर घूम से शरीर स्वस्थ और नीरोग रहता है। रक्त शुद्ध रहता है।

प्रकृति ने हवा के रूप में हमें एक ऐसी अनमोल वस्तु प्रदान की है जिसके बिना संसार में किसी भी प्राणी के जीवित रहने की कल्पना नहीं की जा सकती। समुद्र के भीतर रहने वाले प्राणी भी हवा का सेवन करने बीच-बीच में सतह पर आते रहते हैं और वायु को शरीर में संचित कर फिर समुद्र में चले जाते हैं। जब संचित वायु समाप्त होने लगती है तो वे फिर सतह पर आकर वायु संचित कर लेते हैं।

इस प्रकार हम देखते हैं कि प्राणी के लिए हवा कितनी जरूरी और महत्वपूर्ण है।

हमारे शरीर में हवा सदा विद्यमान रहती है, जिसके सहारे शरीर के यन्त्र कार्य करते हैं। शरीर के यंत्रों को चलाने के लिए शुद्ध वायु की ही आवश्यकता पड़ती है। हमारे शरीर को गर्मी प्रदान करने के लिए शरीर के अन्दर स्थित आक्सीजन भोजन को ईंधन की तरह जलाने का कार्य कर शरीर को जीवित रखने के लिए आवश्यक गर्मी उत्पन्न करती है। ईंधन जलकर कार्बनडाई आक्साइड में परिवर्तित होता है, तब यह शरीर से बाहर विभिन्न माध्यमों से निकल जाती है। तब हम सांस द्वारा शरीर में फिर से आक्सीजन पहुंचाते हैं। यह क्रम चलता ही रहता है।

उपयोग—वायु का उपयोग आमतौर पर सांस लेने में ही करते हैं। शुद्ध वायु ही हमारे शरीर के लिए जरूरी है। अशुद्ध वायु तो हम शरीर के अंदर ले भी नहीं सकते। यदि कोई व्यक्ति भूल से अशुद्ध, विषयुक्त वायु सांस द्वारा शरीर के अन्दर ले भी ले तो वह बेहोश हो जाता है और कुछ देर इसी वातावरण में रहा तो उसकी मृत्यु भी हो सकती है।

अतः मनुष्य के लिए शुद्ध वायु ही सेवन योग्य है। खुले वातावरण में जहां

शीतल वायु बह रही हो, नित्य घूमते जाएं और गहरी-गहरी सांसें लेकर अधिक-से-अधिक शुद्ध वायु का सेवन करें। यह फेफड़े और हृदय को मजबूत और शक्तिशाली बनाती है, जिससे ये यंत्र शरीर का संचालन अच्छी तरह करते हैं। शुद्ध वायु सेवन से रक्त की दूषितता दूर होती है।

शुद्ध वायु सेवन से शरीर की त्वचा के रोमछिद्र स्वच्छ होकर खुल जाते हैं और रक्त को इनसे भी आक्सीजन प्राप्त होती है। इससे रक्त संचालन में तेजी आती है और शरीर के यंत्र शक्ति प्राप्त कर और ज्यादा कुशलतापूर्वक कार्य कर शरीर को स्वस्थ, चुस्त, सामर्थ्यवान और शक्तिवान बनाते हैं।

अतः अशुद्ध वायु वाले स्थानों में न जाएं और जहां तक हो सके अशुद्ध वायु का अपने शरीर पर स्पर्श भी न होने दें।

ध्यान रखें अंधेरे, गन्दे और सीलन युक्त स्थानों पर जहां गन्दी वस्तुओं के ढेर होते हैं, वहां की वायु अशुद्ध हो जाती है। यदि ऐसे स्थान से कभी गुजरना पड़े तो नाक पर रूमाल रख लें ताकि कपड़े से छनकर शुद्ध वायु आपके शरीर में जा सके।

खुले वातावरण में जहां शीतल हवा बह रही हो, हल्की धूप छिटक रही हो और स्वच्छ आकाश की छत्रछाया हो तो ऐसे स्थान पर रहकर यदि आप थोड़ी देर थोड़ा व्यायाम, योगआसन आदि कर लें तो आपका शरीर दीर्घ काल तक हृष्ट-पुष्ट और नीरोग रह सकता है।

अतः स्वच्छ आकाश में ही शीतल वायु का सेवन हितकर है। आकाश की छत्रछाया में ही हम धूप, हवा, पानी, मिट्टी आदि का सेवन कर स्वस्थ और नीरोग रहने की कल्पना कर प्रकृति द्वारा निर्मित शरीर को प्राकृतिक तत्वों का उचित सेवन करते हुए नीरोग रह सकते हैं।

पानी, प्यास और प्राणी

दो गैसों, यानी आक्सीजन और हाईड्रोजन के सम्मिश्रण का ही नाम पानी है। प्राणिमात्र के जीवन का आधार बहुत कुछ इसी पर निर्भर करता है।

हमारे शरीर में प्रतिदिन प्रायः 2600 ग्राम पानी खर्च होता है। गुर्दों से 1500 ग्राम, त्वचा से 650 ग्राम; फेफड़ों से 320 ग्राम और मल-मार्ग से 130 ग्राम। यद्यपि इस खर्च होने वाले जल की पूर्ति कुछ हद तक भोजन में रहने वाले जलांश द्वारा होती रहती है, फिर भी इसका संतुलन बनाये रखने के लिए मनुष्य को कम-से-कम ढाई किलो पानी पीना आवश्यक होता है।

विज्ञान की दृष्टि में प्यास का वास्तविक सम्बन्ध शरीर के निर्जलीकरण से है, जिसका संकेत हमें रक्त से मिलता है। घंटों तक खेलने या धूप में बहुत अधिक परिश्रम करने से पसीने के रूप में काफी पानी शरीर से बाहर निकल जाता है। परिणामस्वरूप पानी की कमी से खून गाढ़ा हो जाता है। निर्जलीकरण की इस क्रिया से शरीर में पानी की कमी हो जाती है।

आहार चाहे कैसा भी पुष्टिकारक और शीघ्र हजम हो जाने वाला हो, उसका प्रयोग उस समय तक व्यर्थ होगा, जब तक कि उसके साथ पानी का प्रयोग न किया जाय। क्योंकि यदि उसमें पानी की सहायता न हो तो न तो यह हज़्म हो सकेगा, न यह शरीर का भाग बन सकेगा और न ही मन-मस्तिष्क, रगों और पुट्ठों को पौष्टिकता प्रदान करने योग्य होगा। यह वह वस्तु है, जो आहार को, जो कि जीवन स्थिर रखता है, रगों में से गुजर कर अंगों को विकसित करता है। हम खाये बिना काफी दिनों तक जीवित रह सकते हैं, किन्तु पानी पिये बिना नहीं। पानी यदि आवश्यक हो तो बिना ठोस आहार के चालीस से पचास दिन तक और कई अवस्थाओं में कुछ अधिक भी, मनुष्य की तथा अन्य पशुओं के जीवन को बनाये रखा जा सकता है, किन्तु यदि पानी को रोक लिया जाए तो मनुष्य अधिक-से-अधिक पन्द्रह दिन तक जीवन की गाड़ी को खींच सकता है, उससे अधिक नहीं। जब कि लम्बी समुद्री यात्रा में, समुद्री पानी से शरीर ठंडा करके प्यास लगने को काफी देर तक टाला जा सकता है।

रेगिस्तानों में दिन में यात्रा करते समय तपते हुए सूर्य की धूप में चौथाई गैलन पानी प्रति घंटे के हिसाब से शरीर से बाहर निकलता है। शरीर का 3 से 5 प्रतिशत पानी निकल जाने पर मनुष्य असुविधा महसूस करने लगता है और चिड़चिड़ा हो जाता है। इसके बाद 5 से 10 प्रतिशत कम होने पर मुख सूखकर कपड़े-सा लगने लगता है, जीभ तालू से चिपक जाती है, खाल सिकुड़ने से मुंह मरा

हुआ सा लगता है और आदमी निगलने की क्रिया तेजी से दुहराने लगता है। वह अपने आप से बातें करने लगता है।

शरीर में 10 से 20 प्रतिशत पानी कम होने पर तो आंखें झपकनी बन्द हो जाती हैं और आदमी बोलने में असमर्थ होकर मुंह में ही विलाप करने लगता है। इस स्थिति में वह अपना ही खून या पेशाब तक पी सकता है। 20 प्रतिशत से अधिक पानी निकल जाने पर पसीने के स्थान पर त्वचा से खून की बूंदें निकलने लगती हैं और आंखों से भी खून के आंसू टपकने लगते हैं। प्यासा व्यक्ति निराशा में रेत खोदता हुआ अन्त में मर जाता है।

गर्मियों में शरीर का तापमान सामान्य बनाए रखने के लिए प्रति 100 कि0 ग्राम कैलोरी ताप शरीर से बाहर निकालने के लिए हमें आधा गैलन पानी पसीने के रूप में बाहर निकालना पड़ता है। शरीर में चलने वाली रासायनिक क्रियाओं और बहुत अधिक काम करने से मांस पेशियों की भट्ठियों में बनने वाली गर्मी से ही हम जलकर भस्म हो जायें, यदि कोशिकाओं तथा ऊतकों से पानी अतिरिक्त गर्मी को न निकाल दें। यह गर्मी पसीने तथा मूत्र के साथ बाहर निकाल दी जाती है।

लम्बी समुद्री यात्राओं में कई लोग केवल वर्षा-जल, समुद्र-जल या मछलियों का मांस निचोड़कर प्राप्त किये गये पानी पर ही निर्भर रहे हैं। बराबर मात्रा में शुद्ध जल तथा समुद्री जल पीकर भी कई बार यात्रियों ने प्यास बुझायी है।

किन्तु आमतौर पर समुद्र-जल पीकर जिया नहीं जा सकता। मानव-शरीर एक निश्चित सीमा से अधिक नमक को अपने में धारण नहीं कर सकता। फालतू नमक को वह मूत्र और पसीने के द्वारा बाहर निकाल देता है, किन्तु मनुष्य मूत्र के साथ 2 प्रतिशत से अधिक नमक शरीर से बाहर नहीं निकाल सकता, जबकि समुद्र के पानी में लगभग 3.5 प्रतिशत नमक होता है। इसके अतिरिक्त नमक को शरीर से बाहर निकालने के लिए मनुष्य को 100 क्यूबिक सेन्टीमीटर पानी पीकर 175 क्यूबिक सेन्टीमीटर पानी उत्सर्जित करना पड़ेगा, जो कि असम्भव बात है।

पानी में दो भाग हाईड्रोजन और एक भाग आक्सीजन का सम्मिश्रण होता है। ये दोनों ही गैसें मानव-जीवन के लिए परम लाभदायक हैं। आक्सीजन की उपयोगिता तो सर्व-विदित है। हम ऐसे बहुमूल्य तत्व को न केवल श्वांस से, अपितु जल के माध्यम से भी प्रचुर मात्रा में ग्रहण करते हैं।

पानी शरीर में पहुंचकर अपनी विशिष्ट रासायनिक संरचना करता है। मलों की धुलाई करता है। देह की नमी का आवश्यक संतुलन रखता है। स्फूर्ति देता है और विविध कारणों से उत्पन्न होने वाली गरमी को ठंडा करता है।

बच्चों की कोमलता और सुन्दरता तो निर्विवाद है। उसके पीछे उनके शरीर में 82.2 प्रतिशत जल की मौजूदगी ही है। इस आधार पर मानव-शरीर की कोमलता, सजीवता, सुन्दरता, चुस्ती, फुर्ती एवं लचीलापन को बढ़े हुए जलांश के साथ जोड़ा

जा सकता है।

किशोरावस्था पार करके जब प्रौढ़ावस्था एवं वृद्धावस्था आती है तो जलांश की कमी होने लगती है, जिसके फलस्वरूप कठोरता एवं रूखापन उसी मात्रा में बढ़ने लगते हैं। इस दशा में पानी की महत्ता और उपयोगिता कितनी बढ़ जाती है, इसे नज़रअंदाज नहीं किया जा सकता।

सामान्यतया भोजन के बीच में पानी का कम-से-कम उपयोग अधिक अच्छा रहता है। भोजन करने के एक घंटा उपरान्त, एक गिलास पानी पीना चाहिए। इससे भी अच्छा यह होगा, कि भोजन करने से आधा या एक घंटा पहले ही एक गिलास पानी पी लें। ऐसा करने से भूख अच्छी लगती है।

कुछ व्यक्ति ऐसे भी होते हैं, जो प्यास लगने पर पानी का भरा गिलास खाली कर देते हैं। ऐसा करना बिल्कुल असंगत है। इससे लाभ के स्थान पर क्षति पहुंच सकती है। पानी एकदम पेट में नहीं उड़ेल देना चाहिए। पानी घूंट-घूंट कर इस प्रकार पानी पीना चाहिए कि मुंह में वह कुछ क्षण रुका रहे। उसका तापमान मुंह जितना बन जाए और जीभ आदि ग्रंथियों से निकलने वाले स्रावों का उसमें समावेश हो जाए।

बुखार, लू लगने, सुजाक, पेशाब सम्बन्धी बीमारी, रक्तचाप हृदय की धड़कन, कब्ज, पेट में जलन जैसी विशेष परिस्थितियों में सामान्य स्थिति की अपेक्षा पानी का अधिक उपयोग करना चाहिए।

पानी की अपनी निजी प्राकृतिक विशेषताएं हैं, जिनकी पूर्ति न तो चाय, कॉफी, सोडावाटर, शर्बत, लस्सी, दूध, दही तथा फलों के रस ही कर सकते हैं और न कोई अन्य उपयोगी पेय पदार्थ ही। निस्संदेह पानी अपने विशिष्ट गुणों एवं महत्ता से शरीर के पोषण के लिए अत्यन्त उपयोगी है। पानी की इस उपयोगिता को ध्यान में रखकर पानी पीने में कभी कंजूसी नहीं करनी चाहिए।

जल का महत्व और उपचार

जिन पांच तत्वों से मानव शरीर निर्मित हुआ है, उनमें जल का महत्वपूर्ण स्थान है। शरीर का लगभग 70 प्रतिशत भाग जल द्वारा निर्मित है। समस्त जीवों और वनस्पतियों का जीवन भी जल पर ही निर्भर है।

जल का हमारे दैनिक जीवन में ही बहुत महत्व है। कल-कारखानों, खेत-बगीचे आदि पानी पर ही निर्भर है। हमें पल-पल पर पानी की आवश्यकता पड़ती है। वस्त्र को धोने के लिए पानी, घर की सफाई के लिए पानी, खाना बनाने के लिए पानी, पीने-नहाने के लिए पानी, बिजली उत्पादन के लिए पानी, खाद्य-पदार्थ उपजाने के लिए पानी। कोई भी तो ऐसा पल नहीं है जब हमें पानी से अलग होना पड़े।

उपयोग—जल का उपयोग निम्न प्रकार से प्रतिदिन किया जाता है—

शरीर के लिए—हम ऊपर बता ही चुके हैं कि मानव शरीर का लगभग 70 प्रतिशत भाग जल से निर्मित है। वृक्षों के शरीर में 90 प्रतिशत पानी होता है। यह निर्वाह तथा वृद्धि के लिए परमावश्यक है। हम पानी को शुद्ध जल के रूप में, पेय पदार्थों के रूप में तथा भोजन के साथ ग्रहण करते हैं।

जो खाना हम खाते हैं, उसे घोलने के लिए तथा भोजन को पचाने के लिए पानी की आवश्यकता होती है।

पानी रक्त को तरल बनाए रखता है और बहाव में सहयोग देता है।

पानी में घुले हुए फालतू पदार्थों को मूत्र तथा पसीने के रूप में शरीर से बाहर निकालता है।

यह शरीर के ताप को एक समान बनाए रखने में मदद करता है।

गर्मी के मौसम में शरीर को ठंडा रखता है।

घर में उपयोग—घर को स्वच्छ रखने के लिए पानी से उसका फर्श धोया जाता है।

भोजन पकाने में पानी की महत्वपूर्ण भूमिका होती है। घर के वस्त्रों को धोने के लिए पानी का ही सहारा लिया जाता है।

शरीर की स्वच्छता के लिए पानी से स्नान किया जाता है।

अन्य उपयोग—खेत और बगीचों की सिंचाई के लिए पानी का उपयोग किया जाता है।

सड़कों और नालियों की सफाई पानी द्वारा ही संभव है।

आग बुझाने के लिए भी पानी की ही महत्वपूर्ण भूमिका होती है।

कल-कारखानों में पानी तथा पानी की भाप का प्रयोग किया जाता है। रेलगाड़ी पानी की भाप की महाशक्ति से ही हजारों मुसाफिरों को सैंकड़ो मील की यात्रा कराती है।

बिजली उत्पन्न करने में भी पानी का ही उपयोग किया जाता है।

गुण—शुद्ध जल गंध रहित, स्वाद रहित, रंग रहित होता है। यह साफ, निर्मल और आभायुक्त होता है। इसमें कार्बनिक अपद्रव्य तथा चूने के लवण नहीं होते हैं। इसमें रोग के कीटाणु नहीं होते।

जल में अशुद्धियां

जल में आमतौर पर दो प्रकार की अशुद्धियां होती हैं।

(1) विलीन या घुलनशील तथा (2) अविलीन या अघुलनशील।

घुलनशील अशुद्धियों को साधारण रूप से अलग नहीं किया जा सकता। अघुलनशील अशुद्धियों को निथारकर, छानकर दूर किया जा सकता है।

पानी को शुद्ध करना

पानी को निथारने और छानने के पश्चात गर्म कर लेना चाहिए जिससे उसमें विद्यमान सभी कीटाणु मर जाते हैं।

पानी को कीटाणुनाशक दवाएं जैसे चूना, पोटेशियम परमेंगनेट, क्लोरीन गैस, ब्लीचिंग पाउडर तथा सोडियम बाइसल्फाइड आदि से भी स्वच्छ और कीटाणु रहित किया जाता है।

खैर, यह तो हुई पानी की साधारण जानकारी। अब हम आपको पानी के द्वारा उपचार विधि से परिचित कराएंगे।

जल से उपचार

विदेशों में तथा भारत में भी जल चिकित्सा का काफी प्रचलन था। हमारे धार्मिक ग्रंथों में जल चिकित्सा की कई विधियां वर्णित हैं। विदेशों में जल चिकित्सा को 'हाइड्रो थेरेपी' के नाम से जाना जाता था। जर्मनी के महान आचार्य सरलुईकूने ने जल के विभिन्न प्रयोगों द्वारा कई रोगों को सफलतापूर्वक दूर किया।

मनुष्य के लिए जल नितांत आवश्यक है। एक बार मनुष्य भूखा रह सकता है, पर प्यासा नहीं रह सकता।

स्वस्थ रहने के लिए दिन में लगभग 8-10 गिलास पानी अवश्य पीना चाहिए। प्रति दिन शरीर को अच्छी तरह कपड़े से रगड़-रगड़ कर शीतल जल से स्नान करना चाहिए। भोजन में भी जल की प्रचुर मात्रा होनी चाहिए।

जल की उपचार की कई विधियां हैं। ठडे पानी की पट्टी, गर्म पानी की पट्टी, जल धौती, एनिमा, वाष्प स्नान, कटि स्नान, टब स्नान, बर्फ आदि विधियों से

विभिन्न रोगों में लाभ होता है।

इन विधियों से शरीर को निम्न लाभ प्राप्त होते हैं—

(1) पेट साफ होता है।

(2) बड़ी आंतों में से गंदगी बाहर निकल जाती है।

(3) मूत्र द्वारा शरीर का मल बाहर निकल जाता है।

(4) शरीर के छिद्रों से पसीना गंदगी को बाहर निकाल फेंकता है।

(5) बुखार में पानी की ठंडी पट्टी तापमान कम करने में बड़ी सहायक होती है।

(6) शरीर के रक्त विकार को पानी दूर कर देता है—साथ ही रक्त संचालन को ठीक रखने में मदद देता है।

अब आइए जल के कुछ उपचारों का वर्णन करें।

पित्त ज्वर में

पित्त ज्वर में रोगी की नाभि पर ठंडे पानी की धार डालने से उसे प्रचुर लाभ मिलता है। पित्त ज्वर के रोगी को पीठ के बल लिटा देना चाहिए। फिर उसके पेडू पर तांबे या कांसे का बर्तन जो गहराई वाला हो, रखें—और तब ठंडे पानी की धार उसमें गिराएं। यह विधि पित्त ज्वर में तुरन्त फायदा पहुंचाती है।

कफ दूर करने में

कफ दूर करने के लिए शीतल जल में स्नान (क्रीड़ा) करना चाहिए। जल क्रीड़ा से पैदा हुई ठंडक से बाहर निकलने वाली गरमी शरीर के अंदर ही रुक जाती है। यह गर्मी-तीव्र होकर कफ को सोख लेती।

विष को दूर करने में

किसी भी प्रकार के विष का प्रभाव कम करने के लिए रोगी को जल के अंदर बिठा देना चाहिए। इससे विष का असर जाता रहता है।

ज्वर में

ज्वर चढ़ आने पर पानी की ठंडी पट्टी को माथे पर रखने से ज्वर का प्रकोप शांत हो जाता है।

लू लगने पर

जब मनुष्य को लू लगती है तो अधिक गर्मी सहन न कर सकने की दशा में वह बेहोश हो जाता है। ऐसे व्यक्ति को ठंडी और हवादार जगह में लिटाना चाहिए। खस या खजूर के पंखे को पानी में भिगोकर उससे हवा करनी चाहिए। चेहरे पर

ठंडे पानी के छींटें मारें। रोगी के कपड़े उतार कर उसे ठंडे पानी से नहलाएं।

चने के सूखे साग या चने के भूसे को पानी में भिगोकर कुछ देर बाद उस पानी में कपड़ा भिगोकर रोगी के शरीर पर मलें, यह बहुत ही लाभ पहुंचाता है।

पेट दर्द में

पेट में यदि दर्द हो रहा हो तो गर्म पानी की पट्टी या रबर की बोतल में गर्म पानी भर उसका सेंक करने से पेट दर्द दूर हो जाता है। अकसर पेट-दर्द गलत खान-पान से होता है जिससे पेट में गैस बनती है और गैस मरोड़ पैदा करती है। इसके लिए एनीमा लेना भी लाभप्रद है। एनीमा से पेट का जमा हुआ मल या गैस आदि बाहर निकल जाते हैं।

नाक से खून निकलने पर

गर्मी में या शरीर में किसी कारणवश गर्मी की अधिकता से कभी-कभी नाक से खून निकलना आरम्भ हो जाता है। इसे नकसीर फूटना भी कहते हैं।

ऐसे में रोगी की नाक पर ठंडे पानी के छींटे मारने चाहिए। साथ ही सिर पर ठंडा पानी डालें और रोगी के सिर पर ठंडे पानी की पट्टी रखें। कुछ ही देर में रोगी को आराम मिल जाएगा।

चक्कर आने पर

कमजोरी या किसी रोग के कारण, या फिर खून की कमी की वजह से चक्कर आ जाते हैं। ऐसे में रोगी के मुंह पर ठंडे पानी के छींटे मारें तथा उसे हवादार स्थान पर लिटाएं या पंखे से उसकी हवा भी साथ-साथ करें। रोगी को ठंडी पानी पिलाते ही चक्कर आने बंद हो जाते हैं।

हैजा रोग में

हैजा एक छूत की बीमारी है। यह रोग आमतौर पर गंदा पानी पीने और सड़ी-गली और बासी खाद्य वस्तुएं खाने से होता है।

इससे बचने के लिए कभी गंदा पानी न पिएं। खाने-पीने की वस्तुएं ढककर रखें। गले-सड़े फल-सब्जियां सेवन न करें। दूध उबालकर ही पिएं। खाने में नींबू, प्याज, पोदीना, सिरका हरी मिर्च का प्रतिदिन इस्तेमाल करें।

हैजे में उल्टी और दस्त बहुत होते हैं। अतः उल्टी-दस्तों को रोकने वाली दवा न खाकर उल्टी-दस्त खुलकर होने दें, ताकि सारा विष पेट से निकल जाए।

इसके लिए गर्म पानी में नमक डालकर वह पानी उसे पिलाएं और गले में अंगुली डालकर उल्टी कराएं। इससे हैजे का सारा विष बाहर निकल जाएगा। इसके बाद रोगी को नींबू का पानी पिलाएं।

विभिन्न स्नान पद्धतियां

विभिन्न रोगों में विभिन्न प्रकार के स्नान का प्रावधान है। स्नान से शरीर की त्वचा तो साफ होती ही है—साथ ही शरीर का तापमान भी नियंत्रित रहता है। रक्त संचालन ठीक रहता है।

भारत जैसे देश में जहां का जलवायु गर्म हो, वहां स्नान का महत्व और भी बढ़ जाता है। अतः प्रतिदिन सुबह-शाम स्नान अवश्य करना चाहिए। कम-से-कम गर्मियों के दिनों में तो अवश्य ही करना चाहिए। स्नान स्वास्थ्य के लिए वरदान है। यह शरीर की सारी थकावट को दूर कर रोम-रोम में स्फूर्ति और शक्ति भर देता है।

स्नान हमेशा स्वच्छ जल से ही करना चाहिए। शरीर पर पानी डाल कर हाथों से या किसी गीले कपड़े से (रेशमी या सिल्कन न हो) शरीर के प्रत्येक अंग को अच्छी तरह मलना चाहिए। जल के गुणों और महत्व के बारे में हम पहले वर्णन कर ही चुके हैं।

तो आइये, अब विभिन्न स्नान विधियों की चर्चा करें। स्नान कई प्रकार के होतें हैं जैसे कटि स्नान, मेहन स्नान, टब स्नान, पाद स्नान, चादर स्नान, फव्वारा स्नान, वाष्प स्नान आदि। इसमें भी स्वास्थ्य और रोगों को दूर करने की दृष्टि से कटि स्नान और मेहन स्नान का विशेष महत्व है।

कटि स्नान विधि

कटि स्नान विभिन्न रोगों के लिए बहुत ही लाभप्रद है। पेट की समस्त बीमारियों के लिए यह बहुत उपयोगी विधि है। शरीर के अधिकांश रोगों की जड़ पेट ही है।

कटि स्नान में शरीर को पानी में कुछ इस प्रकार डुबाया जाता है कि नितम्ब और पेट पर नाभि से कुछ ही ऊपर पानी हो। इसके लिए एक इतना बड़ा टब लेना चाहिए जिसमें आराम से बैठा जा सके।

टब में इतना पानी भरें कि उसमें बैठने पर पानी में नितम्ब और जांघ का कुछ भाग तथा पेट पर नाभि तक का भाग डूब जाए। पैर टब से बाहर रखें और पैरों को किसी लकड़ी के पाट पर रखें। आराम से बैठने के लिए टब को किसी दीवार के सहारे रखें ताकि बाहर निकले पीठ और सिर के भाग को दीवार से टिकाकर आराम से बैठा जा सके। या फिर टब की एक ओर की दीवार इतनी ऊंची हो कि उससे टिका जा सके। यदि टब की गहराई इतनी अधिक हो कि बाहर पैर लटकाने में असुविधा हो तो टब में कोई ऊंची वस्तु (पाट या कोई चौकी आदि) रखकर उस

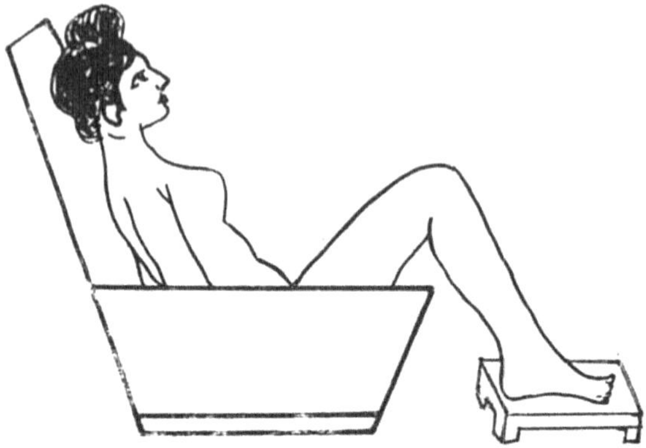

कटि स्नान

पर बैठें। बैठने के बाद यदि पानी पेट पर नाभि तक न हो तो और पानी लोटे से टब में डाल लें।

टब का पानी उतना गरमं या ठंडा लेना चाहिए जो शरीर को भला लगे। टब में बैठने के बाद एक खुरदरे तौलिये को गोल-सा लपेट कर हाथ में लेकर नाभि के नीचे पेट पर पहले दाएं से बाएं मलें। फिर इसी स्थान पर ऊपर से नीचे मलें। लेकिन ज्यादातर दाएं से बाएं या बाएं से दाएं रगड़ना चाहिए। ऐसा करने से पेट की भीतरी दीवार पर रुके खाने की जो परत जम जाती है और सड़कर रोग उत्पन्न करती है, ढीली पड़ कर पेट के अन्य खाने में मिलकर मल द्वारा बाहर निकल जाती है। इस प्रकार पेट की भीतरी दीवारों में जमा खाना कटि स्नान विधि से दूर हो जाता है और पेट सड़े गले खाने के विष-युक्त विकार से स्वच्छ और निर्मल होकर रोग-मुक्त हो जाता है।

कटि स्नान आरम्भ में दस मिनट से ज्यादा देर तक न लें। धीरे-धीरे इसका समय बढ़ाकर आधे घन्टे तक किया जा सकता है। लेकिन शारीरिक रूप से अशक्त व्यक्ति को कटि स्नान 5-10 मिनट से अधिक देर तक नहीं करना चाहिए।

ध्यान रखें कि कटि स्नान का अपना एक विशेष महत्व है। अतः टब में डूबे शरीर के विशेष भाग के अलावा अन्य भाग पानी से भीगे न हों—अन्यथा कटि स्नान का महत्व कुछ नहीं रहेगा।

कटि स्नान के बाद शरीर को तुरन्त गर्मी प्रदान करने के लिए तेजी से टहलना

या हल्का व्यायाम करना चाहिए। यदि व्यक्ति रोगी हो तो शरीर गर्माने के लिए उसे कंबल ओढ़ाकर लिटा देना चाहिए। यदि शरीर देर से गर्म होता हो तो पेट पर एक अतिरिक्त मोटे कपड़े की पट्टी लपेट लें। कटि स्नान आवश्यकतानुसार एक दिन में दो से तीन-चार बार तक लिया जा सकता है। कटि स्नान का समय रोगी की दशा पर निर्भर होता है कि वह कितनी देर तक कटि स्नान का सेवन कर सकता है।

मेहन स्नान विधि

मेहन स्नान विशेष रूप से स्त्रियों के लिए अधिक उपयोगी होता है। परन्तु यह आवश्यक नहीं कि केवल स्त्रियां ही इसे लें।

इस स्नान विधि में स्त्री या पुरुष केवल जननेन्द्रिय या लिंग को ही पानी से धोते हैं। टब में एक लकड़ी का पाट रखकर उसमें इतना पानी भरें कि पाट की सतह सुखी रहे। उस पर बैठकर पैर टब से बाहर रखें। जैसा कि कटि स्नान में बताया गया है।

अब जननेन्द्रिय या लिंग के ऊपर पानी में कपड़ा डुबोकर उस पर पानी डालें। इसमें विशेष रूप से जननेन्द्रिय या लिंग के बाहरी हिस्से पर पानी डाला जाता है। कपड़े से इन अंगों को जोर से नहीं रगड़ना चाहिए। अब आप समझ गये होंगे कि इस विधि में केवल जननेन्द्रिय या लिंग को ही स्नान कराने का विशेष प्रावधान है।

पूर्ण भाप स्नान विधि

इस स्नान विधि के लिए एक लकड़ी की इतनी बड़ी पेटी लें, जिसमें बैठने के

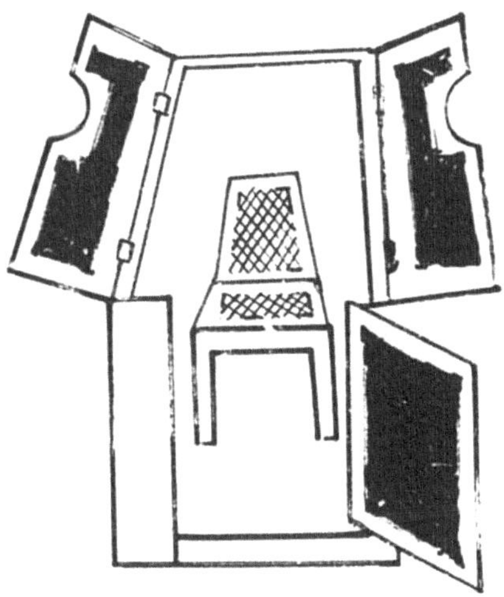

लकड़ी की पेटी

लिए एक कुर्सी या स्टूल रखा जा सके। इस पेटी के ऊपरी भाग में सिर बाहर निकालने के लिए एक गोलाकार छेद होना चाहिये। जब उसमें व्यक्ति को बैठा दें तो उसे चारों ओर से बंद कर दें। केवल मनुष्य का सिर गले से बाहर निकला होना चाहिये। अब एक छेद द्वारा इस खोखली पेटी में एक रबर की नली फंसा दें, जिससे भाप उस बन्द पेटी में प्रवेश कर सके। अब इस नली के दूसरे सिरे का सम्बन्ध पानी रखे उस बर्तन से होना चाहिये, जिससे पानी की भाप बने। बर्तन के ढक्कन में एक छेद हो, जिसमें वह नली फंसा दें। जब बर्तन को गर्म करेंगे तो बर्तन में रखा पानी उबल कर भाप में परिवर्तित होगा और भाप ऊपर उठ कर ढक्कन में लगी नली द्वारा बाहर निकल कर उस पेटी में चली जायेगी। कुछ ही देर में पूरी खोखली पेटी भाप से भर जायेगी तब उसमें बैठे व्यक्ति का शरीर भाप से आच्छादित हो जायेगा।

ध्यान रखें कि न तो पेटी में कहीं छेद या दरार हो और न बर्तन में। वरना भाप बनकर इन छेदों या दरारों से निकलकर व्यर्थ चली जायेगी। यदि छेर या दरारें हों तो उन्हें कपड़े से या अन्य तरीके से ढक लें ताकि भाप का ज्यादा उपयोग किया जा सके। बाहर निकले सिर के आस-पास गले पर कोई कपड़ा लपेट दें ताकि भाप वहां से भी न निकल पाये।

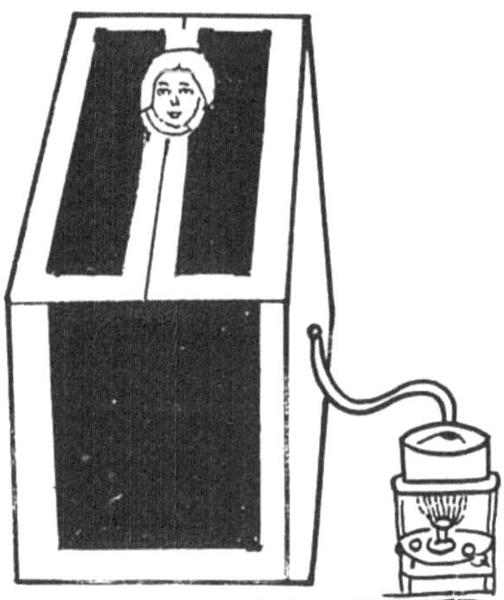

भाप — स्नान विधि

यदि इस प्रकार की पेटी की सुविधा आपके पास न हो तो एक चारपाई लें। उसे किनारे से चारों ओर से किसी मोटे कपड़े या कम्बल से ढक दें। ध्यान रहे चारपाई पर कोई कपड़ा न बिछायें। अब इस पर लेट जायें और ऊपर से एक कम्बल ओढ़ लें। इस प्रकार चारपाई चारों ओर से ढक लायेगी। अब बर्तन में पानी उबालकर जब भाप बनने लगे तो उसकी नली को चारों ओर पड़े कम्बल के किसी

हिस्से को थोड़ा हटाकर नली चारपाई के अन्दर कर दें। भाप बनकर चारपाई के नीचे की खोखली जगह में आपके शरीर को आच्छादित कर देगी। ध्यान रखें शरीर के ऊपर कम्बल इस तरह डालें कि मुंह बाहर निकला रहे।

बैठकर भाप स्नान

इसी प्रकार एक कुर्सी पर बैठ जायें। फिर एक बड़ा कम्बल अपने ऊपर इस प्रकार लपेटें कि आपका पूरा शरीर भी ढक जाये और कुर्सी पायों तक ढक जाये। अब भाप की नली को कुर्सी के नीचे लगा दें। भाप बनकर कुर्सी की खोखली जगह में भरकर आपके ढके पूरे शरीर को अच्छादित कर देगी।

इस प्रकार आप किसी भी विधि से स्नान लेकर शरीर को स्वच्छ कर सकते हैं।

भाप स्नान तब तक लेना चाहिये जब तक भाप की गर्मी से सारे शरीर से पसीना न निकलने लगे।

एक बात और ध्यान में रखें कि रोगी के बाहर निकले हुए सिर पर ठंडे पानी का भीगा हुआ कपड़ा अवश्य लपेट दें ताकि शरीर को मिलने वाली गर्मी बाहर न निकलने पाये।

भाप स्नान में सारे शरीर से कपड़े हटा देने चाहिये। यदि आवश्यक समझें तो जांघियां पहने रहें।

यदि नली तथा नलीदार बर्तन का प्रबन्ध न हो तो दो-तीन बर्तनों में पानी उबालकर बारी-बारी से कुर्सी, चारपाई आदि के नीचे रखते जायें। चारपाई के नीचे एक साथ तीन बर्तन रखने पड़ेंगे। एक पैरों के पास, दूसरा कमर के नीचे, तीसरा छाती के नीचे। फिर थोड़ी-थोड़ी देर में पानी बदलते रहना चाहिये। क्योंकि ऐसी क्रिया में भाप कुछ ही देर तक निकलती है।

कुर्सी के नीचे केवल एक बर्तन से ही काम चल जायेगा।

गंभीर रोगियों को जिनकी नाड़ियां दुर्बल हों, भाप स्नान नहीं देना चाहिये। ऐसे रोगियों को मेहन या कटि स्नान कराने के बाद यदि धूप स्नान कराया जाये तो भाप स्नान का पूरा लाभ उन्हें मिल जायेगा।

पूर्ण टब स्नान

इस विधि में टब में पानी भरकर उसमें लेट जायें और सिर पानी से बाहर रखें। फिर खुरदरे कपड़े या तौलिये के टुकड़े से पानी में डूबे शरीर को धीरे-धीरे रगड़ते जायें।

इस प्रकार की विधि में गर्म पानी या ठंडा पानी जो शरीर को रुचि हो लेना चाहिये। यदि गर्म पानी लें तो बाहर निकले सिर पर ठंडे पानी की पट्टी अवश्य लपेट लें।

इस स्नान के समय को भी धीरे-धीरे बढ़ाना चाहिये।

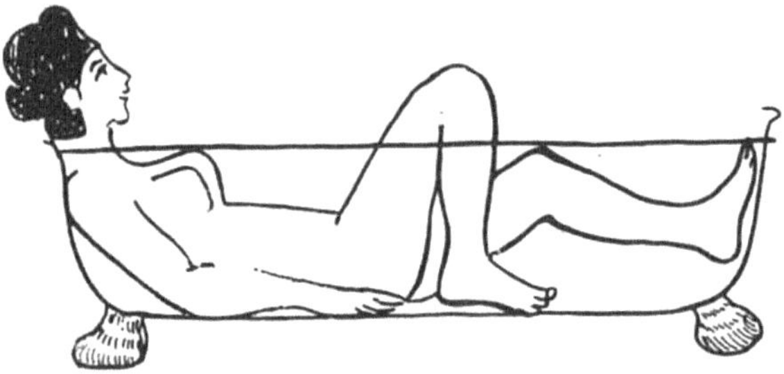

टब स्नान

पाद स्नान

इस स्नान के लिए एक बाल्टी में गर्म पानी जो शरीर को सहन हो सके भर लें और उसमें थोड़ा-सा नमक या सिरका या नींबू का रस मिला लें। फिर इसमें अपने पैर पिंडलियों तक डुबो कर कुर्सी पर बैठ जायें और शरीर पर एक कपड़ा या तौलिया लपेट लें।

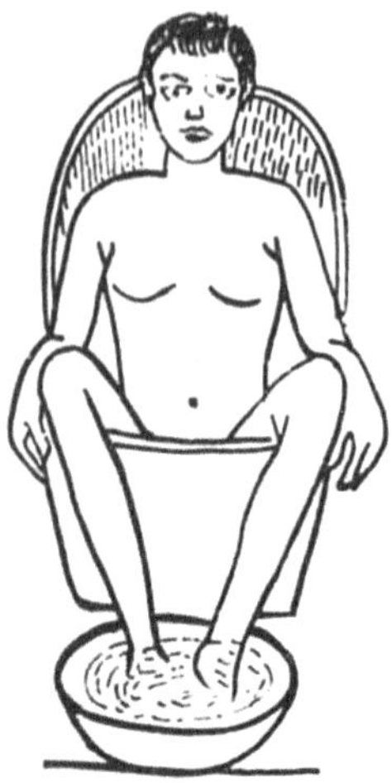

पाद स्नान शीतल जल

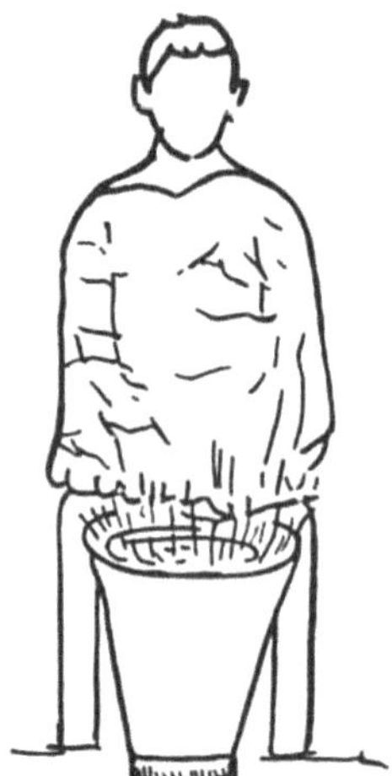

पाद स्नान गर्म पानी

थोड़ी देर गर्म पानी का स्नान लेने के बाद ठंडे पानी की बाल्टी में इसी प्रकार पिंडलियों तक पैर डाले रहें। इस प्रकार थोड़ी-थोड़ी देर बाद गर्म-ठंडी बाल्टी में पैरों को डालते रहकर 15-20 मिनट तक पाद स्नान करें।

स्नानों से लाभ

इन उपर्युक्त स्नानों से विभिन्न रोगों में बहुत लाभ होता है। आइये, आपको बताएं कि किस स्नान से किन-किन रोगों में फायदा होता है।

कटि स्नान

कटि स्नान से कंब्ज दूर होती है। अजीर्ण में लाभ होता है। शरीर की बादी छंटती है। बढ़ा हुआ पेट और नितम्बों का आकार शारीरिक आकार के अनुरूप हो जाता है। मोटापा दूर होता है। पेट की गंदगी और विकार दूर होते हैं। यदि बुखार हो तो कटि स्नान के पश्चात् उसमें उतार आ जाता है। सन्निपात में विशेष लाभ होता है। पाचन संस्थान की कार्य-क्षमता बढ़ती है, क्योंकि कटि स्नान से आंतों की गंदगी निकल जाती है।

मेहन स्नान

मेहन स्नान से जननेन्द्रिय तथा लिंग सम्बन्धी समस्त रोग दूर हो जाते हैं। इससे मासिक धर्म की गड़बड़ियां, प्रदर रोग, स्वप्नदोष, स्नायु सम्बन्धी रोग, पेट की बीमारियां दूर होती हैं। जननेन्द्रिय और लिंग पुष्ट होकर इनकी शिथिलता जाती रहती है।

मेहन स्नान से सिर दर्द, चक्कर आना, नींद न आना, मूर्छा, बेचैनी आदि विकार भी जाते रहे हैं।

टब स्नान

इससे पेट के सभी विकार तथा जननेन्द्रिय तथा लिंग संबंधी विकार दूर होते हैं। शरीर में आलस्य, बेचैनी दूर होकर चुस्ती-फुर्ती का संचार होता है।

पाद स्नान

पाद स्नान से सिर दर्द, सिर का भारीपन, पुराना जुकाम, खांसी, इंफ्लूएंजा, ब्रोंकाइटिस, पिंडलियों में पीड़ा और ऐंठन, गठिया (पैरों का), ज्वर आदि में लाभ मिलता है।

भाप स्नान

भाप स्नान से गठिया रोग में विशेष रूप से लाभ होता है। मोटापा घटाने में भी भाप स्नान लाभप्रद है। बलगम या गला दुखने की बीमारी में फायदा पहुंचता है। रक्त सम्बन्धी सारे दोष और बीमारियों में भाप स्नान लाभ पहुंचाता है। भाप स्नान से समस्त शरीर के रोम छिद्र खुलकर स्वच्छ हो जाते हैं।

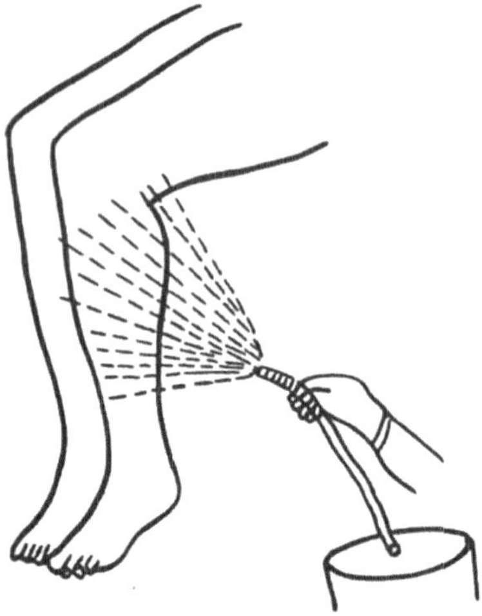

ध्यान रखें भाप स्नान के बाद कटि स्नान या टब स्नान थोड़ी देर पश्चात् करना चाहिए। खुजली, दाद, ब्लड प्रेशर वाले रोगी भाप स्नान न करें।

इसी प्रकार यदि सुबह कटि स्नान करें तो शाम को मेहन स्नान करना चाहिए।

एनिमा

एनिमा पेट की सम्पूर्ण सफाई और स्वच्छता के लिए बहुत ही आवश्यक है। इससे पेट-आंतों में रुके गन्दे, गले-सड़े बीमारियां उत्पन्न करने वाले पदार्थ द्रव में घुलकर मल के रास्ते निकल जाते हैं। एनिमा लेने से सारे शरीर में स्फूर्ति, उत्साह, शक्ति और सामर्थ्य का संचार हो जाता है। पेट जो सारी बीमारियों की जड़ है स्वच्छ होकर नीरोग हो जाता है।

एनिमा लेने की विधि

एनिमा लेने के लिए मेडिकल स्टोर से इसका बर्तन और रबर की नली मिलती है जिसके एक सिरे पर एक टोंटी या नौजल लगा होता है। एनिमा के इस बर्तन में गुनगुना पानी जिसमें नींबू का रस, नमक या ग्लिसरीन, शहद में से कोई भी एक वस्तु या दो मिला लेते हैं। ढाई किलो पानी के लिए इनमें से कोई एक या दो वस्तुएं 20-25 ग्राम की मात्रा में मिला लेना है। अब इस पानी को बर्तन में भरकर किसी ऊंचे स्थान पर दीवार के सहारे लटका देते हैं, ताकि पानी दबाव के कारण नीचे बहे। बर्तन के पेंदे या नीचे की दीवार में लगी रबर की नली होती है, जिसके एक सिरे पर एक लम्बा-सा नौजल लगा होता है, जिसके पास ही टोंटी भी लगी होती है।

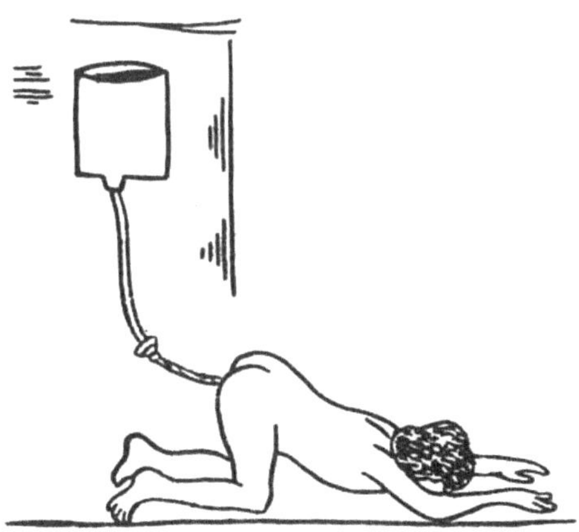

एनिमा लेने की विधि

चारपाई या जमीन पर चित्त या पट (घुटने के बल) लेटकर नौजल के ऊपर थोड़ा चिकना पदार्थ (तेल, ग्लिसरीन या वैसलीन आदि) लगाकर उसे चिकना कर मल द्वार (गुदा) के रास्ते धीरे से अन्दर पहुंचा देते हैं। फिर ठीक से लेट कर नौजल की टोंटी खोल देते हैं। इस प्रकार बर्तन का पानी नली द्वारा नीचे बहकर गुदा के रास्ते पेट में जाने लगता है। कोई 10-15 मिनट में सारा पानी पेट में पहुंच जाता है। अब नौजल को बाहर निकाल कर पेट पर ऊपर से हाथ फेरें या लेटे-लेटे दाएं-बाएं लुढ़कें। इससे नींबू मिले पानी से आंतों की दीवार में चिपका गला-सड़ा खाद्य पदार्थ छूटकर पानी में मिलने लगेगा।

थोड़ी देर में ही हाजत महसूस होगी। पाखाने जाकर पेट की सारी गंदगी मल द्वारा द्वारा बाहर निकल जायेगी। हो सकता है सारा पानी एक बार में न निकले तो दुबारा हाजत होने पर दबाएं।

इस प्रकार एनिमा दो-तीन बार लिया जा सकता है।

एनिमा विधि पेट साफ करने की सर्वोत्तम विधि है।

रबर की बोतल का उपयोग

यदि आपके पास रबर की बोतल जो सेंक करने के काम आती है, हो तो उसमें रबर की नली लगाकर एनिमा लिया जा सकता है। इस बोतल में भी डेढ़-दो किलो पानी आ जाता है।

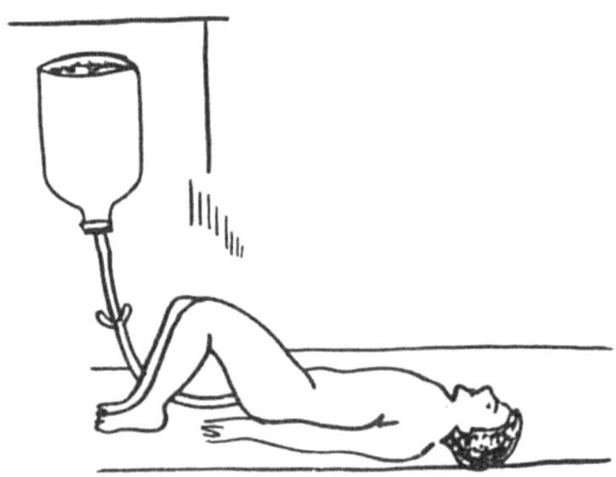

रबर की बोतन द्वारा एनिमा

टीन के डिब्बे का उपयोग

टीन के डिब्बे में भी नली का प्रबन्ध कर एनिमा लेने का काम लिया जा सकता है। डिब्बे की तली में या निचली दीवार में छेद कर उसमें रबर की नली फिट कर

के काम चलाया जा सकता है।

ध्यान रखने योग्य बातें

एनिमा का पानी उतना ही गर्म लें जितना सहन हो सके।

—एनिमा लेते समय पानी का बर्तन हमेशा लेटने के स्थान से दो-तीन फुट ऊंचा हो ताकि पानी के दबाव द्वारा बहकर पेट में जा सके।

—एनिमा पाखाने के आस-पास वाले किसी स्थान पर ही लें, ताकि हाजत होने पर शीघ्र पाखाने जाया जा सके। क्योंकि हाजत होने पर पतला पानी निकलना ज्यादा देर तक रोका नहीं जा सकता।

—नली की टोंटी या घुंडी तभी खोलें जब नली के छोर पर लगा नौजल गुदा-द्वार से अंदर ड़ाल लें।

—नौजल गुदा में प्रवेश कराते समय उसके ऊपर चिकनाई अवश्य लगायें ताकि वह आसानी से प्रविष्ट हो सके।

—एनिमा लेने के बाद पानी को पेट में कम-से-कम तीन-चार मिनट तक अवश्य रोके रखने का प्रयत्न करना चाहिए।

—यदि एक बार एनिमा लेने से मल न निकले तो कुछ देर बाद दुबारा एनिमा ले लेना चाहिये।

—एनिमा लेने से पहले कम-से-कम आधा किलो गुन-गुना या ठंडा पानी पी लेना लाभप्रद होगा।

—गर्भवती महिलाएं पांच महीने के गर्भ तक आराम से एनिमा ले सकती हैं। इससे उल्टी, पेट दर्द तथा गर्भावस्था की अन्य कई पीड़ायें दूर हो सकती हैं।

—एनिमा लेने के बाद स्नान अवश्य करना चाहिये।

—खाना खाने के बाद कभी भी एनिमा नहीं लेना चाहिये। या तो सुबह के वक्त एक बार पाखाना हो आने के बाद एनिमा लें या फिर खाना खाने के तीन-चार घंटे बाद।

—उपवास के समय यदि एनिमा लें तो इससे बड़ा लाभ पहुंचता है। एनिमा लेने से उपवास का उद्देश्य पूर्ण रूप से सफल हो जाता है।

—खाना खाने के बाद यदि किसी कारण से पेट में दर्द या अन्य तकलीफ हो जाये तो एनिमा लेना ठीक होगा। इससे पेट की तकलीफ दूर हो जायेगी।

बर्फ द्वारा उपचार

बर्फ का रोगों के उपचार में उपयोग कोई नवीन बात नहीं है। पहाड़ी प्रदेशों में शरद् ऋतु के प्रथम हिमपात की बर्फ को वहां के निवासी खूब खाते हैं। क्योंकि उनको विश्वास है कि इस बर्फ के कारण उन्हें वर्ष भर रोग नहीं होंगे। इसी भांति मैदानी प्रदेशों में ओलों को एकत्र कर उनके पानी को जल जाने में प्रयोग किया जाता है।

इधर कुछ वर्षों में अमरीका में यह प्रयास हो रहा है कि निम्न तापोत्पादिकी (अत्यन्त न्यूनतम तापक्रम उत्पादन) की सहायता से स्वस्थ समस्याओं का निदान ढूंढा जा सके।

अभी तक निम्न तापोत्पादिकी के उपयोग विद्युत तथा इलेक्ट्रानिकी में ही सीमित थे। निम्न ताप उत्पादन के लिए अनेक विधियों का उपयोग करते हैं, जिनमें कम दाब पर द्रव में परिवर्तित करना तथा स्थिरोष्म विचुम्बकम मुख्य है।

इन विधियों को उपयोग कर बर्फ विच्छेदनी का निर्माण किया जाता है, जिसका तापक्रम हिमांक से भी 200 डिग्री से0 कम होता है। इस विच्छेदनी का उपयोग अनेक प्रकार की शल्य क्रियाओं में किया जाता है तथा इसकी विशेषता यह है कि इस शल्य क्रिया में रक्त नहीं निकलता है।

निम्न तापोत्पादिकी की उपर्युक्त सफलता से प्रेरणा प्राप्त कर अमरीकी डाक्टर कर्नल आर्थर ग्राण्ट ने इसका उपयोग दर्द विभीश में करने का निश्चय किया। उन्होंने अनेक दर्द पीड़ित अमरीकियों के दर्द स्थलों को बर्फ से मला, जिससे अनेक लाभान्वित हुए।

इसी भांति टैक्सास विश्वविद्यालय के प्राचार्य डॉ. एलेकजांडर डी. रेफटाड को भी इस विधि से सफलता प्राप्त हुई है। डॉ. एलेकजांडर के अनुसार ऐसी कोई अन्य विधि ज्ञात नहीं है, जिससे इतनी अधिक सफलता प्राप्त हुई है।

दर्द में

वास्तव में जब दर्द स्थल पर बर्फ या अन्य कोई शीतल पदार्थ मला जाता है तो वह स्थल शीतल हो जाता है। इसके पश्चात् उस स्थल पर शून्यता का अनुभव होता है।

इसके कुछ काल पश्चात् पीड़ा कम होने लगती है तथा धीरे-धीरे समाप्त हो जाती है। इस पूरी प्रक्रिया में 90 मिनट से अधिक नहीं लगते। यदि दर्द पुराना है तो इसे जड़ से समाप्त करने में इस प्रक्रिया को अनेक बार दोहराना पड़ सकता है।

डॉ0 ग्राण्ड के अनुसार 40 वर्ष से कम आयु के व्यक्तियों के दर्द को केवल एक प्रक्रिया में समाप्त करने में उन्हें 95 प्रतिशत सफलता प्राप्त हुई। अधिक आयु के व्यक्तियों के दर्द को समाप्त करने में सफलता 85 प्रतिशत रही।

'मलने' के लिए साधारण बर्फ का टुकड़ा प्रयोग किया जा सकता है। यदि शंकु के आकार का टुकड़ा लिया जाय तो आसानी होगी। बर्फ के टुकड़े को वृत्ताकार रूप में आगे पीछे दर्द स्थल पर मलते हैं।

जल जाने पर

जले हुए अंग को यदि द्रव साबुन से धोकर शीतल जल में डुबा दिया जाय तो जलन कम हो जाती है। साथ ही फफोला भी नहीं पड़ता। न ही उसका कोई चिन्ह ही रह जायेगा। शीतल जल, जले अंग के ऊतकों को सूजने से रोकता है। जिससे छाला या फफोला नहीं पड़ सकता है। छाला जलने के 30 मिनट पश्चात् पड़ता है। अतः यदि जलने के तुरन्त पश्चात् शीतलन प्रक्रिया प्रारंभ कर दी जाय तो जलन कम होगी ही, साथ ही छाला भी न पड़ेगा। जलन की तीव्रता के अनुरूप यह शीतलन प्रक्रिया 30 मिनट से 4 या 5 घंटे तक हो सकती है।

गले में खराश

कभी-कभी गले की खराश गले से आरम्भ न होकर गर्दन की मांस-पेशियों से होती है। एक अमरीकी डाक्टर ने गले की खराश को समाप्त करने के लिए शीतल इथाइल क्लोराइड को गर्दन की मांस-पेशियों पर स्प्रे किया जिससे गले की खराश समाप्त हो गई। इसकी सफलता टांसिल तथा ज्वर से पीड़ित व्यक्तियों में भी पाई जाती है।

गठिया

भूतपूर्व अमरीकी राष्ट्रपति स्व0 कैनेडी के व्यक्तिगत डाक्टर जेनट ट्रेवल के अनुसार शीतल इथाइल क्लोराइड का उपयोग चोट लगने के कारण उत्पन्न ऐंठन तथा मरोड़ को समाप्त कर सकता है। इसी भांति गठियाबाई का उपचार भी शीतलन से संभव है।

रक्त निकलने पर

यदि गर्मी के कारण नाक से रक्त निकलना आरम्भ हो जाय तो नथुनों को हाथ में दबाकर चेहरे पर ठंडी तौलिया रखिये, रक्त निकलना बन्द हो जायेगा।

यदि रक्त अधिक तीव्रता से निकल रहा है और मृत्यु सम्भावी हो तो रक्त को शीघ्र बन्द करने के लिए नथुनों के अन्दर लघु आकार का गुब्बारा रख देते हैं, जिसमें 20 डिग्री सी0 का शीतल एल्कोहल भर देते हैं। इससे नाक को शीतलता

प्राप्त होती है और रक्त का निकलना बन्द हो जाता है।

खरोंच लगने पर

चोट लगने से रक्त बहने पर मकड़ी, मधुमक्खी के डंक लगने पर भी बर्फ से आराम मिलता है।

लू लगने पर

लू लगने पर रोगी को आराम से लिटाकर उसके पैरों के तलवों और हथेलियों पर बर्फ मलना चाहिये। कुछ देर बाद ही लू का प्रकोप कम हो जाता है।

धूप का महत्व और सेवन

पृथ्वी पर जो भी वस्तु, खाद्य-पदार्थ; जीव-जन्तु, पेड़-पौधे आदि अस्तित्व में हैं उन सब का एक ही मूल कारण है—वह है सूर्य की गर्मी।

मनुष्य अपने लिए कारखाने; इंजन, मशीन, खेत, बगीचे में जो भी कार्य करता है वे सब सूर्य की शक्ति से ही चालित हैं। आप यह बात शायद मानने को तैयार न हों परन्तु हम आपको बताते हैं कि भोजन, तेल, कोयला, पेट्रोल आदि जो भी मनुष्य अपने लिए उपयोग करता है, वह सब वस्तुएं सूर्य से ही प्रेरणा और शक्ति प्राप्त करती है।

खाद्यान्न का एक-एक कण सूर्य से प्राप्त शक्ति का परिणाम है। हर ज्वलनशील पदार्थ में सूर्य की शक्ति निहित है। हर शक्ति सूर्य पर निर्भर है। हवा को ही उदाहरण के लिए लें। सूर्य पृथ्वी को गर्म करता है, जिससे वहां की हवा गर्म होकर ऊपर उठती है और उस गर्म हवा में शक्ति उत्पन्न हो जाती है। 20 मील प्रति घंटे की रफ्तार से चलती़ हुई हवा में 100 वर्ग फुट क्षेत्र में 560 अश्व बल (हॉर्स पावर) की शक्ति विद्यमान होती है। पवन चक्कियां आदि हवा में संचित इसी शक्ति के बल पर चलती हैं। उसी के सहारे जल प्रपात से बिजली बनती हैं सूर्य रश्मियां जब खड़ी गिरती हैं तो प्रति वर्ग मीटर 1½ अश्व बल के बराबर शक्ति आती है। इस पर भी कुछ शक्ति पृथ्वी के चारों ओर फैले वायुमंडलीय घेरे द्वारा रोक ली जाती है, लगभग पचास प्रतिशत।

ऐसा अनुमान लगाया जाता है कि कुल पृथ्वी पर (23,00,00,00,00,000) तेईस खरब बल की शक्ति गिरती है। सूर्य की सतह के प्रत्येक वर्ग क्षेत्र से 543 अश्व बल शक्ति निकलती है। पृथ्वी पर गिरती हुई इसी शक्ति को कोयला, पेट्रोल, तेल आदि ग्रहण करते हैं। हम जिसे आज पत्थर के कोयले के रूप में जानते हैं जो जलाने के काम आता है, वह वास्तव में पुरानी लकड़ी तथा अन्य वनस्पति का ठोस रूप है, जो कई युगों से पृथ्वी के नीचे दबा होने के कारण कोयले के रूप में परिवर्तित हो गया है, सूर्य की गर्मी पाकर ही इस योग्य हुआ है। ये लकड़ी, वनस्पति, पृथ्वी के अन्दर स्थित अन्य तेल व रासायनिक पदार्थ सूर्य की रोशनी व गर्मी में वायु के कार्बनडाई आक्साइड में से कार्बन ग्रहण करते हैं।

यह भी एक दिल़चस्प बात है कि ये पदार्थ सूर्य से जितनी शक्ति खींचते हैं, जलने पर उतनी ही शक्ति देते भी हैं। एक और दिलचस्प बात यह है कि जब हवा द्वारा पनचक्की चलाते हैं, या कोयला जलाकर रेल चलाते हैं, या मिट्टी के तेल से

इंजन चलाते हैं तो ऐसा करने से शक्ति अलग से पैदा नहीं होती, वस्तुतः उनमें सूर्य द्वारा भेजी छिपी शक्ति ही प्रकट होकर कार्य करती है।

इन पदार्थों की तरह मनुष्य अपने शरीर की शक्ति भी सूर्य से ही प्राप्त करता है। इसे हम दो रूपों में प्राप्त करते हैं। पहले सूर्य से सीधे प्राप्त करते हैं—दूसरे पेड़-पौधों, पशु-पक्षियों के आहार से। पौधे इसे प्रोटीन, विटामिन आदि के रूप में सूर्य से प्राप्त करते हैं। पशु-पक्षी इसे चर्बी, रंग व विटामिन के रूप में प्राप्त करते हैं। ऐसा अनुमान है कि पृथ्वी पर गिरने वाली सूर्य शक्ति का 0.15 प्रतिशत भाग पौधे संचित करते हैं। इनमें भी 90 प्रतिशत शक्ति समुद्री पौधे ग्रहण करते हैं। इस प्रकार धरती के पौधे 0.15 प्रतिशत शक्ति ही प्राप्त करते हैं।

इस प्रकार हम देखते हैं कि सूर्य की गर्मी हमारे लिए तथा समस्त प्राणी जगत् के लिए जीवनदायिनी है। सूर्य की गर्मी ही प्रत्यक्ष और अप्रत्यक्ष रूप से हमारे शरीर को गर्म रखती है जिससे हमारे शरीर के सभी तंत्र सुचारू रूप से कार्य करते हैं। सूर्य की गर्मी जब मनुष्य के शरीर से निकल जाती है तो वह मृत्यु को प्राप्त होता है।

सूर्य पृथ्वी पर अपनी किरणें बिखेर कर रोग जन्य कीटाणुओं का नाश करता रहता है। अतः सूर्य की धूप हमारे स्वास्थ्य के लिए बहुत उपयोगी है। सूरज की गर्मी सोख कर पौधे हमारे लिए तरह-तरह के आहार और औषधियां तथा खाद्य तेल आदि प्रदान करते हैं। सौर-ऊर्जा को रासायनिक ऊर्जा में बदलने की इसी क्रिया ने दुनिया में पेट्रोल, तेल और कोयले के भण्डार बनाये। सूरज ही पानी को भाप बनाकर उड़ाता है, बादल बनाता है और वर्षा कर अन्न उपजाता है। हमारा मौसम सूर्य की कृपा पर ही निर्भर है, तो हमारा शरीर क्यों सूर्य की कृपा से वंचित रहे। अप्रत्यक्ष रूप से तो प्रत्येक प्राणी सूर्य-धूप का तथा गर्मी का सेवन करते ही हैं। प्रत्यक्ष रूप से भी यदि इसके महत्व को समझकर नित्य धूप सेवन की जाए तो रोग शरीर के पास फटकने भी न पाएंगे।

धूप सेवन

धूप सेवन विधि से कई रोगों में लाभ मिलता है। रोगों के कीटाणुओं का नाश करने की धूप में अद्‌भुत क्षमता है। विदेशों में तो सूर्य किरणों से चिकित्सा करने के बड़े पैमाने पर कार्य हो रहे हैं। वहां इस चिकित्सा पद्धति को 'हीलियोथेरैपी' के नाम से जाना जाता है।

भारत में भी प्राचीनकाल से सूर्य किरणों से इलाज होता आ रहा है। हमारे ऋषि-मुनि मिट्टी, पानी और धूप सेवन से ही हर प्रकार के रोग की चिकित्सा किया करते थे।

हमारे प्राचीन वेदों में कहा गया है कि सूर्य उदय होने के बाद तथा अस्त होने के पहले तक अपनी प्रबल किरणों के तेज से रोग पैदा करने वाले कीटाणुओं का

नाश करते रहते हैं।'

धूप सेवन कब करें

सुबह जब धूप की किरणें बहुत ज्यादा तेज नहीं होतीं, उस समय इनका सेवन किया जाये तो विशेष लाभ होता है। धूप का सेवन उसी समय तक करना उचित है, जब तक शरीर उसे सहन करता रहे। धूप सहन न हो सकने की स्थिति में धूप में से तुरन्त हट जाना चाहिये।

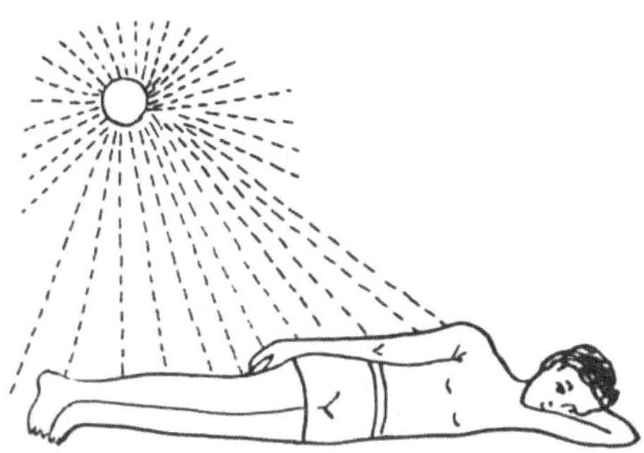

धूप-सेवन जहां तक हो सके नंगे बदन करना श्रेयस्कर है। जांघियां पहनकर बाकी शरीर नंगा रखें तो धूप का ज्यादा प्रभाव पड़ेगा। विटामिन 'डी' भी सूर्य किरणों से तभी प्राप्त होता है, जब वे शरीर की त्वचा पर सीधी पड़ें।

यदि नंगे शरीर को धूप-सेवन से ठंड महसूस होती हो तो बदन पर कोई बारीक कपड़ा ओढ़कर धूप-सेवन की जा सकती है। परन्तु ज्यादा मोटा कपड़ा शरीर पर लेकर धूप-सेवन न करे। इससे लाभ नहीं होगा।

महिलाएं शरीर पर कोई महीन कपड़ा लपेट कर किसी एकांत स्थान पर धूप-सेवन करें।

धूप का सेवन बैठकर, लेटकर या टहलते हुए किया जा सकता है।

बहुत बड़े-छोटे शहरों में जहां समुद्र है, लोग तट के किनारे लेटकर धूप-सेवन का आनन्द लेते हैं। विदेशों में समुद्र तट पर धूप-सेवन के लिए स्त्री, पुरुषों और बच्चों का मेला-सा लगा रहता है। लोग समुद्र में स्नान करने और तैरने का आनन्द लेने के बाद धूप-सेवन के लिए घंटों लेटे रहते हैं।

समुद्र तट की धूप शरीर को बड़ी आरामदायक प्रतीत होती है।

धूप-सेवन सर्दियों में ज्यादा लाभ पहुंचाता है। कारण सर्दियों में सूर्य की किरणें बहुत ज्यादा तेज नहीं होतीं। ज्यादा तेज किरणें शरीर को हानि पहुंचाती हैं। गर्मी में धूप-स्नान ज्यादा लाभ नहीं पहुंचाता। केवल सुबह के समय थोड़ी देर

की धूप शरीर पर ली जा सकती है।

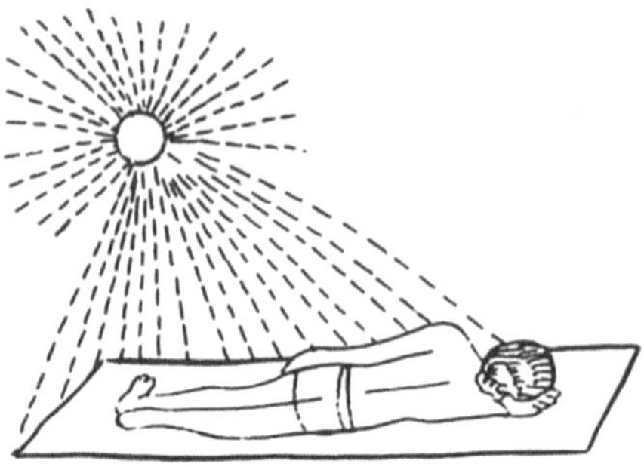

धूप-सेवन इस प्रकार करें कि शरीर के प्रत्येक भाग पर सूर्य-किरणें पड़ सकें। यदि लेटे हों तो पहले कुछ देर चित्त लेटकर धूप-सेवन करें, बाद में पट लेटकर। इस तरह बारी-बारी से शरीर की स्थित बदल-बदलकर शरीर के प्रत्येक अंग को धूप का सेवन कराएं।

ध्यान रखें सूर्य की ओर खुली आंखों से कभी न देखें। सूर्य की चमक आंखों को नुकसान पहुंचाती है। यदि सूर्य की ओर मुंह हो तो या तो आंखें बन्द रखें या आंखों पर कोई कपड़ा लपेट लें। चाहें तो धूप का चश्मा (हरा या भूरा) लगा लें। इससे सूर्य की ओर देखने से आंखों पर बुरा प्रभाव नहीं पड़ता।

विभिन्न रोगों में धूप-सेवन

बहुत से रोगों में धूप-सेवन विधि से बहुत लाभ पहुंचता है। धूप में जो कीटाणुओं को नष्ट करने का गुण है, उसकी वजह से ही बहुत से रोग धूप-सेवन से ठीक हो जाते हैं।

यहां हम यह भी बता दें कि प्राकृतिक चिकित्सा में किसी एक विधि से रोग नष्ट नहीं होते। धूप-सेवन के साथ जल-सेवन, स्नान, मिट्टी, हवा, व्यायाम, उपवास, योग, आहार आदि में से किन्हीं अन्य या थोड़ी-थोड़ी सभी विधियों पर अमल करना होता है क्योंकि शरीर निर्माण में पाच तत्वों का योग है तो शारीरिक रोगों में भी उनमें से अधिकांश का उपयोग करना आवश्यक है। अतः प्राकृतिक चिकित्सा की सभी विधियों का अध्ययन ध्यानपूर्वक करें और जो दो-तीन विधियां जरूरी हों, उनका उपयोग करें।

क्षय रोग

यह एक भयंकर रोग है जो 'अर्मस' नामक कीटाणु से फैलता है। ये कीटाणु

सांस द्वारा मनुष्य के शरीर में जाकर उसे रोगग्रस्त कर देते हैं। ये कीटाणु किसी मनुष्य को तभी घेरते हैं जब उसके शरीर की विरोध शक्ति (रेजिस्टेंस पावर) क्षीण हो जाती है, तब शरीर की रक्षा करने वाले कीटाणु क्षय रोग के कीटाणुओं का मुकाबला करने में असमर्थ हो जाते हैं तो मनुष्य रोगग्रस्त हो जाता है। स्वस्थ शरीर का ये कीटाणु कुछ नहीं बिगाड़ पाते।

अन्य कारण

सीला जलवायु, अंधेरे घरों में रहने से, अप्राकृतिक और खराब भोजन से, ऐसे व्यवसाय में काम करने से जहां गर्द-गुबार, धुआं आदि ज्यादा हो, आदि कारणों से भी हो जाता है।

क्षय रोग कई प्रकार का होता है जैसे, फेफड़े का क्षय, हड्डियों का क्षेय, आंतों का क्षय।

क्षय रोगी को सूर्य किरणों का सेवन बहुत लाभकारी होता है। क्षय रोगी को प्रतिदिन या एक दिन छोड़कर एक दिन के हिसाब से नित्य धूप-सेवन कराया जाना चाहिए। कई बड़े अस्पतालों में ऐसे कक्ष बनाये गये हैं जहां क्षय रोगियों को बैठा कर या लिटा कर सूर्य-किरणों का सेवन कराया जाता है।

खून की कमी या दोष वाले रोगों में

पीलिया तथा खून की कमी वाले अन्य रोग जैसे एनिमिया, पिंडलियों में सूजन, दिल धड़कना, शरीर का रंग पीला पड़ जाना, आंखें पीली पड़ जाना, हाथ-पैर ठंडे पड़ना, शरीर में दर्द, अशक्तता अनुभव आदि रोगों में भी धूप-सेवन काफी लाभप्रद होता है।

इन रोगों में धूप-सेवन से रक्त में आ गई दूषिता दूर हो जाती है और रोग प्रति-रोधक शक्ति का संचय होता है। मांसपेशियों को मजबूती तथा हड्डियों का नर्म होना रुक जाता है।

हृदय रोगों में

हृदय के किसी भी रोग में धूप-सेवन हितकर है। हृदय रोगियों के लिए धूप और स्वच्छ हवा और पानी बहुत लाभ पहुंचाते हैं।

रिकेट (हड्डियों की अशक्तता)

इस रोग में धूप-सेवन से बहुत लाभ होता है। कारण सूर्य किरणों में हड्डियों को मजबूती और ठोसपन प्रदान करने वाला विटामिन 'डी' प्रचुर मात्रा में होता है। सूर्य की किरणें 'हेमोग्लोबिन' तत्व की भी वृद्धि करने में अद्‌भुत कार्य करती है।

चर्म रोगों में

यदि शरीर पर कोई चर्म रोग या फोड़ा आदि हो जाए तो धूप सेवन से उसमें काफी लाभ मिलता है। चर्म रोग के कीटाणु धूप में नष्ट हो जाते हैं। परन्तु इसके वाद गीली मिट्टी भी बांधनी चाहिए। धूप-सेवन में चर्म रोग ग्रस्त स्थान को किसी पतले कपड़े या हरी पत्तियों से ढक दें।

सिर दर्द और खांसी

सिर दर्द और खांसी में भी धूप-सेवन से काफी लाभ मिलता है। धूप-सेवन के कुछ समय पश्चात् सिर पर गीली मिट्टी की पट्टी या जल की पट्टी अवश्य रखें। इससे सिर दर्द बहुत शीघ्र ठीक हो जाता है। खांसी में गर्म पानी का सेवन भी आवश्यक है।

जोड़ों के दर्द में

गठिया वात तथा अन्य प्रकार से जोड़ों में दर्द में, गांठों तथा अन्य प्रकार के भीतरी-बाहरी घावों में धूप-सेवन बहुत लाभप्रद और असर करने वाला सिद्ध हुआ है।

इस प्रकार विविध रोगों में धूप-सेवन बहुत ही लाभदायक और जीवनदायी सिद्ध हुआ हे।

धूप जिसकी गर्मी से हमारे शरीर के यन्त्र गति पाकर स्पंदन करते रहते हैं। यदि ऐसी जीवनदायी धूप शरीर के रोगों को दूर कर देती है तो इसमें आश्चर्य की क्या बात है।

मिट्टी और उसके उपयोग

मिट्टी के विभिन्न बीमारियों में उपयोग

प्रयोग में लाई जानेवाली मिट्टी स्वच्छ, भुरभुरी, बिना कंकड़ की और मुलायम होनी चाहिए। गंदी जगह से मिट्टी नहीं लेनी चाहिए। उपर्युक्त गुणों से युक्त मिट्टी का प्रयोग उपयोगी है। सामान्य तौर पर काली मिट्टी अच्छी रहती है।

नदी-नाले के किनारे से ली हुई मुलायम और स्वच्छ मिट्टी उत्तम मानी जाती है।

यदि इस प्रकार की मिट्टी सुगमता से न मिल सके तो जहां से उपयुक्त गुणों वाली मिल सके वहां से लाकर प्रयोग में लाना आवश्यक है। किसी खेत से लाकर उपयोग की जा सकती है, किन्तु गंदी जगह की मिट्टी हर्गिज न ली जाय।

मिट्टी को अच्छी तरह साफ करके छान लेना चाहिए। इस प्रकार की मिट्टी को उपयोग में लाने के पहले बारह घंटे तक किसी मिट्टी के बर्तन में भिगोकर रखना चाहिए।

मिट्टी को गीला करते समय मिट्टी के बर्तन में पानी लेकर मिट्टी पर धीरे-धीरे छिड़कना चाहिए। एक ही जगह पानी डाला जायेगा तो उसमें गांठें पड़ जाएंगी और वह पानी के साथ एकरस न हो सकेगी। मिट्टी की किस्म के मुताबिक पानी का प्रमाण भी निश्चित करना होगा। मिट्टी में इतना गीलापन होना चाहिए कि वह प्रयोग में लाई जाने वाली कपड़े की पट्टी पर भली प्रकार लगाई जा सके। इसके लिए मिट्टी को सने हुए आटे जितना गीला रखा जा सकता है। मिट्टी में पानी की मात्रा थोड़ी होगी तो शरीर को थोड़ा लाभ होता है।

शरीर पर सीधी मिट्टी लगाने का प्रयोग करना उत्तम है। पर इस प्रकार के प्रयोग में, मिट्टी लगे भाग को बार-बार धोते रहना पड़ता है और इससे उस भाग को ठंड लग जाने का भय रहता है। इस खतरे से बचने के लिए कपड़े की पट्टी बनाकर उपयोग में लाना ठीक रहेगा। अनेक बार ऐसी पट्टी ही आराम और स्वास्थ्य की दृष्टि से अनुकूल रहती है।

मिट्टी की पट्टी बनाने की विधि

पट्टी बनाने के लिये मुलायम और पतले कपड़े का उपयोग करना चाहिए। कपड़ा झिरझिरा बारीक छेदवाला हो। ऐसा कपड़ा प्रयोग करने से शरीर को मिट्टी का स्पर्श और उससे लाभ प्राप्त होगा। अधिक पुराना कपड़ा इन आवश्यकताओं की पूर्ति अच्छी तरह कर सकता है। कपड़ा बिल्कुल साफ होना चाहिए। इस कपड़े

को लकड़ी की चिकनी तख्ती पर बिछा कर उसके बीच में मिट्टी रखें। इसके बाद कपड़े के आस-पास के छोरों को ऊपर की तरफ फेरकर, हथेली से मिट्टी को दबाकर पट्टी का किनारा तैयार कर लें। फिर उसके सामने के छोर को भी इसी प्रकार तैयार कर लेना चाहिए और मिट्टी को हथेली से बराबर ठोककर दूसरा किनारा तैयार कर लें। दोनों किनारे एक-दूसरे के समानान्तर रहने चाहिए। इस प्रकार कपड़े की चौड़ाई के छोरों को भी मिट्टी के ऊपर की तरफ उलट कर मिट्टी को धीरे-धीरे ठोककर अथवा थापकर पूरी पट्टी तैयार कर लेना चाहिये। तैयार की हुई पट्टी के कपड़े के चारों छोर ऊपर की तरफ पलटे होने चाहिये और मिट्टी इनसे ढंकी हुई होगी। पट्टी के नीचे की तरफ से कपड़े की एक ही गांठ रहेगी। यह एक गांठ वाली पट्टी चौड़ाकर शरीर पर रख दें। सामान्य तौर पर पट्टी आधा इंच मोटी होनी चाहिए। पट्टी लम्बाई और चौड़ाई का आधार, पट्टी शरीर के किस हिस्से पर रखनी है, इस पर निर्भर रहता है। यदि कमजोर मरीज के नाजुक अवयव पर पट्टी रखना है तो उस समय पट्टी की मोटाई घटाकर पाव इंच अथवा एक-तिहाई भाग जितनी कम की जा सकती है।

मिट्टी शरीर के रोमछिद्रों द्वारा शरीर का विकार खींच लेती है। यह ध्यान रखें कि एक बार व्यवहार में लाई गई मिट्टी दूसरी बार उपयोग में नहीं लाई जावे। ऐसा करना हानिकारक होगा। इसलिए हर बार ताज़ी और ठंडी मिट्टी का ही प्रयोग करें। पट्टी का कपड़ा भी हर समय बराबर धोकर धूप में सुखा लेना चाहिए।

पट्टी के प्रयोग करने का तरीका

सामान्य तौर पर ठंडी मिट्टी अथवा मिट्टी की पट्टी आधे घंटे से एक घंटे तक रखना चाहिए। शरीर की गर्मी के कारण जब मिट्टी गर्म हो जाये, तब पट्टी को हटा लेना चाहए। यदि मिट्टी को छुड़ाना जारी रखना हो तो आधे से एक घंटे के अन्तर से पट्टी बदलते रहना आवश्यक है। मिट्टी की पट्टी रखने पर शुरू में मरीज को वह स्थान थोड़ा ठंडा मालूम होता है। इसके बाद भी यदि मरीज को ठंड लगती रहे और वह न चाहे तो मिट्टी की ठंडी पट्टी रखना बन्द कर दें। कारण यह है कि संयोगवश पट्टी का प्रयोग चालू रखना पड़े तो शरीर के सपाट भाग और उसके नीचे का रुधिर-संचालन बन्द हो जाता है। परिणाम स्वरूप वह अंग शून्य हो जाने की संभावना रहती है।

मिट्टी की पट्टी का प्रभाव

ठंडे पानी से गीली मिट्टी से त्वचा सिकुड़ती है। इस प्रकार त्वचा के संकोचन से सपाट भाग का रक्त अवयव के गहरे हिस्से में पहुंच कर वहां के कोषों को शुद्ध करता है और पोषण भी देता हे। भीतर के भाग में जमा हुआ रक्त (कन्जेशन) मुक्त होकर सूजन और दर्द को दूर करता है। इसी प्रकार घाव भरने में भी मिट्टी

का प्रयोग करना उचित समझा जाता है।

विभिन्न अवयवों पर मिट्टी की पट्टी का प्रयोग

मस्तक पर ठंडी मिट्टी का प्रयोग

मस्तक पर मिट्टी का प्रयोग तीन प्रकार से किया जाता है :

(1) मस्तक पर चार इंच चौड़ी और एक फुट लम्बी पट्टी रखी जाती है। इस पट्टी के दोनों छोर मस्तक के दोनों तरफ कानों तक पहुंचने चाहिए। पट्टी की चौड़ाई छह इंच रखी जाये तो आंखों को भी पट्टी से ढका जा सकता है।

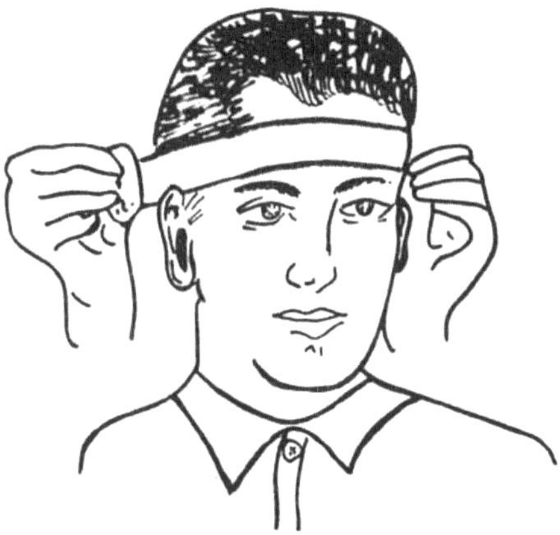

सिर पर मिट्टी की पट्टी

(2) दूसरे तरीके से पट्टी को गोल जैसा बनाकर माथे पर रखा जाता है। सिर पर के लम्बे बालों को यदि कम-से-कम कर दिया जाय तो पट्टी का पूरा लाभ प्राप्त हो सकेगा।

(3) तीसरा तरीका मस्तक पर सीधा मिट्टी लगाने का ही है। इस प्रयोग में भी यदि सिर के सारे बाल कटे हों, तभी सम्पूर्ण लाभ मिल सकेगा। जिन्होंने सिर पर बाल रहने दिये हों, उनके सिर पर पट्टी रखने के पहले सिर को भिगो लेना चाहिए। इसके बाद उंगली से बालों को अच्छी तरह मिट्टी लगाकर उस पर मिट्टी की मोटी तह कर देनी चाहिए।

सूचना : जिन्हें सर्दी लग जाने की आशंका हो, ऐसे कमजोर रोगी को पहले तरीके से पट्टी रखनी चाहिए।

अनिद्रा में, चक्कर आने पर और खासकर सिर दर्द, सिर भारी लगने पर, इसी प्रकार नाक से खून निकलने पर उपयुक्त तरीके से बनाई गई मिट्टी की पट्टी अच्छा

परिणाम लाती है। दोपहर या रात को मस्तक पर मिट्टी की पट्टी रखकर सो जाने से नींद आने में सहायता मिलती है।

हल्की बेहोशी में मरीज को चेतन करने के लिए ऐसी पट्टी का अच्छा असर होता है।

मूर्च्छा या फिट अधिक जोरदार हो तो मस्तक पर मिट्टी लगाने से मरीज होश में आ जाता है। स्त्रियों को बालों में मिट्टी लगानी चाहिए। साथ ही गर्दन और रीढ़ पर ठंडी मिट्टी की पट्टी रखने से अथवा सीधी मिट्टी लगाने का प्रयोग करने से मरीज़ को जल्द होश में लाया जा सकता है।

मैनिंजाइटस और हाई ब्लड प्रेशर (उच्च रक्त दबाव) के रोगियों के मस्तक पर टोपी जैसी पट्टी बनाकर रखने से लाभ होता है।

जिन स्त्रियों के बाल झड़ते हों, बाल सफेद होने लगे हों, जिनके सिर पर रूसी या फंसियां हों, ऐसी स्त्रियों को सिर पर सीधे तरीके से मिट्टी लगाना चाहिए। इस प्रकार का प्रयोग स्नान करने से पहले करना ठीक रहेगा।

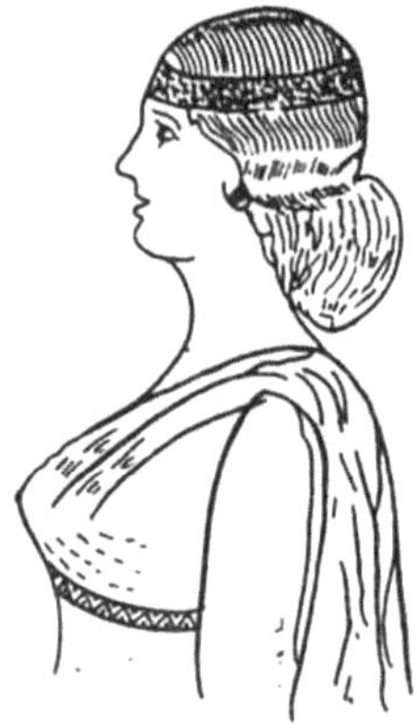

स्त्रियों के सिर पर मिट्टी की पट्टी

समय—सिर और मस्तक पर पट्टी का प्रयोग करने का सबसे अच्छा समय दोपहर भोजन के बाद एक घंटे ठहर कर आराम करते समय और रात को सोने से पहले है। भोजन या स्नान करने के बाद कम-से-कम एक घंटे बाद प्रयोग करना उचित हे। ग्रीष्मकाल में यदि मस्तक पर मिट्टी की पट्टी रखी जावे तो वह अच्छी लगती है।

आंखों पर ठंडी मिट्टी की पट्टी

यदि आंखें दुखने आई हों, उन पर सूजन हो और आंखों में अन्य प्रकार की

पीड़ा हो, तब आंखों पर मिट्टी की पट्टी रखने का प्रयोग किया जाता है। चश्मे का नम्बर उतारना और इसी तरह उसे धीरे-धीरे व्यवहार में लाने से छुड़ाने के लिए आंखों पर मिट्टी की पट्टी इस्तेमाल की जाती है।

समयावधि : आंखों पर रखी जाने वाली पट्टी सामान्य रूप से बीस से तीस मिनट में गर्म हो जाती है। इसलिए उसे बदल देना चाहिए। आंखें आने जैसे रोग में पट्टी थोड़ी-थोड़ी देर के अन्तर से बदल देना चाहिए।

पेट पर ठंडी मिट्टी की पट्टी

माप :—पेट पर रखी जाने वाली पट्टी नौ इन्च चौड़ी और सवा से डेढ़ फुट लम्बी होती है।

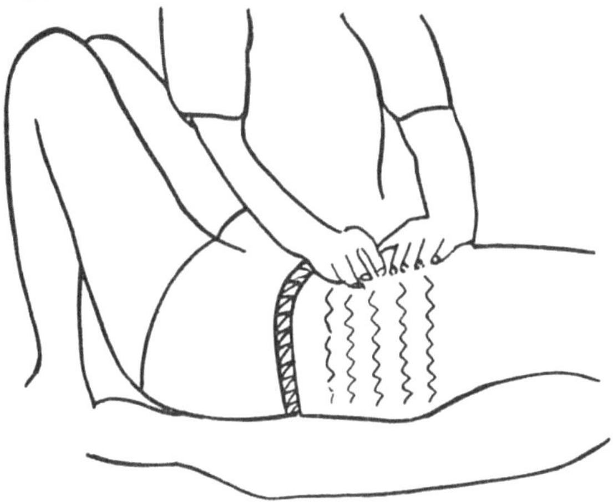

पेट पर मिट्टी की पट्टी

पाचन और पेट-विकार सम्बन्धी लगभग सभी रोगों में पेट पर मिट्टी की पट्टी अथवा सीधी मिट्टी रखने का प्रयोग किया जाता है। वैसे खास तौर पर पेडू पर ही मिट्टी रखी जाती है।

कब्ज, पेट की वायु, अल्सर आदि पेट के रोगों में पेट पर मिट्टी रखने का प्रयोग करना चाहिए। कमजोरी के कारण यदि ठंडा कटि-स्नान नहीं किया जा सके तो ऐसे रोगी को उपयुक्त प्रकार से पट्टी का उपयोग करने से थोड़ा लाभ प्राप्त किया जा सकता है।

समय (1) सवेरे पांच-छह बजे शौचादि प्रातःकालीन कार्यों से निबटने के बाद का समय अच्छा माना जाता है। इससे पेट साफ करने में भी सहायता मिलती है। अधिकतर खाली पेट होने पर मिट्टी का असर अच्छी प्रकार होता है।

(2) दोपहर का भोजन करने के बाद दो-तीन घंटे पश्चात् ताकि काम में बाधा न पड़े, सवेरे या दोपहर समय न मिले तो रात के भोजन के बाद दो घंटे ठहरकर भी पट्टी रखी जा सकती है।

अधिक-से-अधिक लाभ मिलने के लिए खाली पेट पट्टी का प्रयोग करिये।

समय-मर्यादा—पेट पर ठंडी मिट्टी की पट्टी रखने की समयावधि निश्चित करते समय मरीज की शारीरिक प्रतिकार-शक्ति और सहनशीलता को ध्यान में रखना जरूरी है। सामान्य प्रकार से आधे से एक घंटे के लिए पट्टी रखी जाती है।

मलद्वार (गुदा) पर मिट्टी का प्रयोग

सादे और खूनी बवासीर के रोग में मरोड़ और भगंदर रोग में कमजोरी के कारण आमड़ (अनस) बाहर निकल आवे, तब ठंडी मिट्टी का प्रयोग करने से लाभ होता है।

त्वचा के रोगों में मिट्टी का प्रयोग

खुजली, दाद आदि त्वचा रोगों में मिट्टी का प्रयोग बिना शंका के किया जा सकता है।

तरीका—पंद्रह से तीस मिनट तक सर्वांग सूर्यस्नान करने के बाद सारे शरीर पर मिट्टी लगा देनी चाहिए और फिर सूर्यस्नान करें। यदि ठंड के कारण सारे शरीर पर मिट्टी न लगाई जा सके तो शरीर के जिस भाग पर खाज, दाद आदि चर्म रोग हो, वहां लगावें। मिट्टी बारह घण्टे तक गीली रखी होनी चाहिए। वह स्वच्छ और मुलायम हो। धूप में 40 मिनट अथवा एक घंटे में मिट्टी सूख जाती है। इसलिए उसे ठंडे पानी से धो लेना चाहिए। तत्पश्चात् त्वचा को साफ करने के लिए नींबू के रस से आक्रान्त की मालिश करें और मालिश करने के बाद खोपरे का तेल लगाकर स्नान कर लेना चाहिए। इससे नींबे लगाने के कारण होने वाली जलन और त्वचा का सूखापन दूर हो जाता है। कई बार यदि खुजली के खुले घाव पर मक्खियां बैठ जाती हैं। इससे बचने के लिए गाय के गोबर की छनी हुई स्वच्छ राख लगाई जा सकती है।

कोढ़ अथवा रक्त-पित्त

कोढ़ अथवा रक्त पित्त में भी मिट्टी का प्रयोग अच्छा रहता है। इसके लिए सारे शरीर पर मिट्टी लगाकर सवेरे छाया में बैठना चाहिए। ठंडी हवा के कारण आधे घंटे से एक घंटे के समय में मिट्टी कुछ सूख जाएगी। इस प्रकार मिट्टी थोड़ी सूखेगी। अतएव ठंडे पानी से स्नान कर लेना चाहिए।

अशक्त मरीज ठंडी छाया सहन नहीं कर सकते तो उन्हें हल्की धूप में बैठाकर शरीर पर लगी भीगी मिट्टी सुखाई जा सकती है।

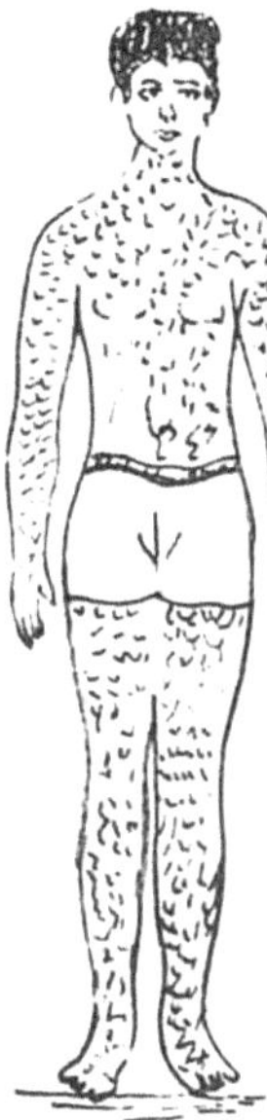

असर—ठंडी मिट्टी में शरीर का विकार सोख लेने और ठंडक पहुंचाने का गुण रहता है। इस कारण सारे शरीर में रक्त संचार तेजी से होने लगता है, जो शरीर के भीतर के अशुद्ध कोषों को शुद्ध करता है। इस कारण त्वचा के रोगों में मिट्टी का प्रयोग किया जाता है।

मरीज को मिट्टी के खड्ड में सुलाना

खुली हवा में और हो सके तो एकाध पेड़ के नीचे इस प्रकार के माप के मुताबिक खड्ड तैयार करना चाहिए।

खड्ड की लम्बाई साढ़े पांच से छः फुट तक और चौड़ाई सवा दो से ढाई फुट तक रखनी चाहिए। खड्ड में एक छोर—पैरों की तरफ की—गहराई तीन फुट रखनी चाहिए और उसे धीरे-धीरे घटाते हुए सिर के तरफ के छोर की गहराई एक फुट रहे, इस प्रकार खड्ड में ढाल तैयार करें। सिर की मिट्टी को बाहर रखने के कारण खड्ड का सिर की तरफ का छोर ऊंचा रखा जाता है।

खड्डु का जब उपयोग करना हो तो उसके अगले दिन खड्डु के आधे भाग में छलनी से छानी हुई मिट्टी डाली जाय। उसमें इतना ही पानी डाला जाय, जिससे वह गीली हो सके। उसे सारी रात खुला छोड़ दिया जावे। इससे ठंडी हवा लगने से मिट्टी भी भली प्रकार ठंडी हो जाएगी। दूसरे दिन प्रातःकाल गीली मिट्टी को कीचड़ जैसी बनाकर खड्डु को रोगी को उसमें सुलाने योग्य बना लेना चाहिए। इस उपचार के लिए सूर्योदय अथवा सन्ध्या का तीसरा पहर—चार-पांच बजे का समय ठीक समझा जाता है।

तैयारी—रोगी को खड्डु में सुलाने के पूर्व उसे सूर्य-स्नान, आसन, व्यायाम अथवा सूखी मालिश कराकर उसके शरीर को गर्म कर लेना चाहिए। जिससे वह मिट्टी की ठंडक को सुगमता से सहन कर सके।

अब मरीज को उघाड़े शरीर, वह केवल लंगोटी पहने हो—खड्डु में लिटा देना चाहिए। लिटाने के पहले मिट्टी मरीज के अगल-बगल में रहे, ऊपर नहीं। बगल में फैली मिट्टी को दूसरे व्यक्ति की सहायता से पैरों पर, पेड़ू के ऊपर और इसी प्रकार छाती आदि को ढक कर मोटी परत बना लेना चाहिए। केवल नाक और मुंह खुला रखें। इसी प्रकार सिर, मस्तक और आंखों आदि को भी मिट्टी से ढक देना आवश्यक हे। कानों में मिट्टी न भर सके। इसके लिए उसमें रुई के फाये रख दें। मरीज का सारा शरीर बराबर मिट्टी से ढक जाय—इतनी मिट्टी कीचड़ के रूप में खड्डु में होना आवश्यक है।

मरीज को ईश्वर का ध्यान अथवा शान्त चित्त से निश्चित समय खड्डु में सोते रहना चाहिए। रोगी को कितने समय तक खड्डु पर सोते रहना चाहिए, यह रोगी की स्थिति पर निर्भर है। शुरू में बीस से तीस मिनट तक मरीज को खड्डु में रखना चाहिए। इसके बाद प्रतिदिन पांच-पांच मिनट बढ़ाते जाना चाहिए। इस प्रकार यह समय एक घंटे तक बढ़ाया जा सकता है। अधिक-से-अधिक डेढ़ घंटे तक इस प्रकार खड्डु में रोगी को सुलाकर रखा जा सकता है।

सुलाये रखने के बाद रोगी को सादे पानी से जो ठंडा हो, स्नान करा देना चाहिए। कमजोर रोगी को स्नान करने के बाद, शरीर गर्म करने के लिए कपड़ा ओढ़ा कर सुला दें और उसे आराम करना चाहिए।

ऐसे मरीज को जो कमजोर न हो और जिसे ठंड लगने का भय न हो, उसके लिए पन्द्रह-बीस मिनट का व्यायाम काफी है। बाद में आराम करने के बाद वह दूसरा कोई भी काम कर सकता है।

खड्डु की मिट्टी को बदलना

खड्डु की मिट्टी अधिक-से-अधिक तीन दिन तक व्यवहार में लाई जा सकती है। खड्डु की मिट्टी सूखने न दें, पानी से गीला करते रहें। तभी दूसरे दिन उसका रोगी पर फिर उपयोग करें। यदि रोज ही मिट्टी बदलते रहें तो यह स्थिति सबसे अच्छी

रहे।

स्नायुओं की अशक्तता में, त्वचा के रोगों में, इसी प्रकार धातुविकार के कारण शरीर में गर्मी लगती हो—ऐसे सभी रोगों में यह प्रयोग लाभदायक है। यह एक प्रकार का सर्वांग मिट्टी-स्नान ही है।

सारा शरीर जल गया हो तो मरीज को खड्डु में सुलाकर मिट्टी-स्नान का लाभ लेना चाहिए। इस विषय में नीचे लिखी बातों का ध्यान रखना चाहिए—

(1) खड्डु में मिट्टी की दलदल अधिक तादाद में रखना। ऐसा करने से मरीज का जला हुआ शरीर का भाग जमीन की सख्ती के स्पर्श से बचता रहेगा।

(2) शुरू में मिट्टी, शरीर की गर्मी के कारण एक-दो घंटे में गर्म हो जाएगी। ऐसी दशा में खड्डु में से उस मिट्टी को निकालकर नई मिट्टी का प्रयोग करना चाहिये। इस प्रकार तीन-चार बार मिट्टी बदलने से शरीर के जलने की जलन और गर्मी शान्त हो जाएगी।

(3) एक-दो बार मिट्टी बदलते रहने से मरीज को गड्ढे में ही नींद आ जाती है, ऐसा होना सम्भव है। उस समय उसकी नींद में बाधक नहीं होना चाहिए। जब मरीज की नींद टूट जावे, तब उसे ठंडे पानी से स्नान कराकर जले हुए भाग पर खोपरे का तेल लगावें। पानी में दस-बारह बार धोया हुआ घी भी लगाया जा सकता है। ऐसे घी अथवा खोपरे का तेल लगाने के बाद मरीज को बिस्तर पर रबर की चादर नहीं तो केले के मुलायम पत्तों के बिछाये बिस्तर पर सुला देना चाहिए।

(4) शरीर में जलन होती हो और आवश्यक समझें तो मरीज को दूसरे दिन आधे या एक घंटे जितने समय तक खड्डु में सुलाया जा सकता है।

(5) मरीज की जलन और शरीर की गर्मी शान्त हो जाने के पश्चात् उसे मिट्टी में सुलाने की जरूरत नहीं रहती, इसे ध्यान में रखना चाहिए। ऐसी स्थिति में जले हुए स्थान पर दिन भर मिट्टी का लेप करें। रात को खोपरे का तेल; अरंडी का तेल अथवा घी लगाना पर्याप्त है।

(6) जला हुआ घाव जब भरने को हो, तब मिट्टी के लेप से तकलीफ हो, यदि सर्दी लग जाये तो मिट्टी का उपचार सम्पूर्ण रूप से बन्द कर देना चाहिए। ऐसे समय तेल अथवा घी लगाया जाना पर्याप्त है।

(7) भोजन—(अ) केवल पानी पर निर्भर रहना सर्वोत्तम समझा जाता है। कारण, ऐसा करने से शरीर की अधिकांश शक्ति घाव को भरने के काम आती है। नहीं तो—

(आ) रसाहार अथवा प्रवाही आहार लेना उचित है।

(इ) अधिक भूख लगे तो मौसंमी का जूस और मक्खन निकाला हुआ छाछ ग्रहण किया जा सकता है।

यदि खाने-पीने में संयम न रखा जाएगा तो जले हुए भाग में पकाव की आशंका रहती है। परिणामस्वरूप घाव जल्दी नहीं भरता।

(8) पानी से घी धोने का तरीका—कलई की हुई थाली में दो-तीन तोले घी लेकर उसमें पांच-दस तोले जितना मटके का ठंडा पानी डाल दें। बाद में हथेली या उंगली से उसे थाली में फैला दें। फिर उसे हिलायें। ऐसा करने से घी के कण टूट जाएंगे और उसमें पानी की ठंडक समा जाएगी। इस प्रकार एक-दो मिनट तक हिलाने के बाद पुराना पानी निकालकर फिर ताजा पानी घी में डालकर हिलाना चाहिये।

इस प्रकार दस-पंद्रह बार पानी बदलते रहकर घी को धो डालने से स्निग्ध और ठंडा हो जाता है। और उसकी ठंडक घाव में होती जलन को शान्त करती है।

मिट्टी के विविध प्रयोग

(1) फोड़े और फुंसियों पर मिट्टी का प्रयोग

फोड़े-फुंसी इसी प्रकार घाव, मामूली दर्द वाले घाव से लेकर चाहे जितना पुराना घाव हो, तो भी उस पर मिट्टी के प्रयोग से लाभ होता है। घाव पर मिट्टी का प्रयोग करने के पहले, घाव को नीम की पत्तियों का उबाला हुआ ठंडा किये पानी से धो लेना चाहिए। इसके बाद उस पर मिट्टी अथवा मिट्टी की पट्टी का प्रयोग करें। मिट्टी घाव की गहराई में भरी पीव को घाव के बाहर खींच लेती है। यह अनुभव किया गया है। अधिकतर घाव ऊपर से साफ दिखाई देते हैं, किन्तु उनमें भीतर गंदगी भरी रहती है। ऐसी दशा में ठंडी मिट्टी की पट्टी का प्रयोग करना चाहिए।

(2) लिंग-रोग पर मिट्टी की पट्टी

सुजाक (गोनोरिया) और उपदंश (सिफिलिस) अथवा इन रोगों के कारण लिंग पर सूजन या फोड़ा हो तो मिट्टी की पट्टी का उपचार ही करना चाहिए। इससे शोथ (सूजन) तथा पीड़ा घटने में मदद मिलती है।

(3) आग या गर्म पानी से सारे शरीर का जल जाना

यदि शरीर या शरीर का अधिकांश भाग जल जाय तब बिस्तर पर रबर का कपड़ा और उस पर एक मोटी सफेद चादर बिछा देनी चाहिए। इसके बाद चादर पर बारीक, बिना कंकड़ की स्वच्छ और भीगी मिट्टी को एक-दो इंच मोटा स्तर बिछा दें, उस पर मरीज को सुला दें। ऐसा करने से पीठ, कमर, पैर आदि नीचे के भागों में मिट्टी बराबर लग जाती है। छाती, पेट, पेडू तथा हाथ-पैर के ऊपर के भागों पर हाथ से अच्छी तरह मिट्टी लगा दें। इसके बाद चादर को शरीर पर ऊपर से लपेट दें। दो-तीन अथवा अधिक-से-अधिक चार घंटे में मिट्टी में गरमाई आ जाएगी, ऐसी दशा में मिट्टी बदल दें। यदि मरीज को कष्ट न हो तो मिट्टी बदलते

समय घाव को धो डालें। इस प्रयोग से तड़पता मरीज भी शान्ति और राहत का अनुभव करता है। उसे नींद भी आ सकती है या नींद आने में सहायता मिलती है।

(4) शरीर का कोई एक भाग जल जाने पर

यदि ऐसा हो जाय तो तुरन्त ही जले हुए भाग को स्वच्छ भीगी मिट्टी से भरे बर्तनों में डुबो दें। ऐसा करने से छाला नहीं पड़ता।

यदि कोई मरीज जल गया हो और बहुत देर बाद आये तथा जले हुए भाग पर छाला या घाव हो गया हो तो उस समय जितना हो सके उतना पतला, छिद्र वाला और मुलायम कपड़ा भिगोकर जले हुए भाग पर लपेट देना चाहिए। इस प्रकार कपड़ा लपेटने के बाद उस अंग को स्वच्छ मिट्टी से भरे बर्तन में डुबा दें। जब मिट्टी गर्म हो जाये तब कपड़ा तथा मिट्टी बदल देना जरूरी है।

सारा शरीर अथवा शरीर का कोई एक भाग जल गया हो तब तीव्र ज़लन चालू रहने तक दो-तीन या चार घंटे तक मिट्टी बदलते रहें और नई मिट्टी लगाते रहना चाहिए।

जलने की गर्मी कम या शांत हो जाने के बाद मिट्टी एक-दो बार, सिर्फ एक-दो घंटे के लिए ही प्रयोग में लायें। मिट्टी धो डालने के बाद घाव पर घी या तेल लगाना जरूरी है। यदि ऐसा न किया जाएगा तो सारे शरीर पर मिट्टी के प्रयोग से मरीज को सर्दी लग जाने की आशंका रहती है। अधिकतर घाव वाली जगह पर मिट्टी की पट्टी अथवा सीधी मिट्टी लगानी चाहिए। शेष भागों पर पानी से पंद्रह-बीस बार धोया हुआ घी अथवा शुद्ध खोपरे का तेल लगाया जावे। छाला या घाव साफ रखना नितान्त आवश्यक है।

घाव यदि भर गया हो और मिट्टी लगाने से या घाव धोने से मरीज को तकलीफ होती हो तो मिट्टी का प्रयोग बन्द कर देना चाहिए। मिट्टी के प्रयोग के बाद केवल तेल या घी लगाना ही पर्याप्त है।

(5) अकस्मात् चोट लगने पर मिट्टी का प्रयोग

हाथ, पैर अथवा शरीर के अन्य किसी भाग पर गंभीर चोट के कारण तनाव हो, खूब पीड़ा हो, सूजन हो जाय, बहुत कष्ट हो, चोट लगा भाग शून्य हो जाय—ऐसी स्थिति में। घाव में से खून अधिक बहता हो तो चोट लगे अंग को पानी में डुबा दें। पहले खून का बहना रुकना आवश्यक है। सामान्य तौर पर तो थोड़े खून के बहने के बाद ही घाव के स्थान पर खून जम जाता है और उसका निकलना बन्द हो जाता है।

अकस्मात् घायल होने पर खून बहता हो तो सर्वप्रथम उसका रोकना अति आवश्यक है।

खून बहना रुकने पर निम्नलिखित प्रयोग करना उचित है। इस समय घाव पर ठंडा पानी या मिट्टी का प्रयोग बिल्कुल सहन नहीं होता। ऐसा करने से घाव की जलन अथवा पीड़ा बहुत बढ़ जाती है।

घाव का इलाज करने के पहले उस अंग की लसिका ग्रंथि (लिम्फेटिक ग्लैण्ड) को गर्म पानी से धोते और सेंकते-सेंकते घाव की तरफ नीचे आना चाहिए। साथ ही जहां घाव लगा हो, उस अंग के नीचे के भाग को दस-पंद्रह मिनट गुनगुने पानी से सेंका जाय तो इस क्रिया से बहुत आराम मिलता है।

इस प्रकार घाव के ऊपर और नीचे के भाग को गुनगुने पानी से धोने के बाद घाव को भी गुनगुने पानी से धो डालें। घाव को यदि ठंडे पानी से धोया जाएगा तो उसे साफ करना कठिन होगा और घाव की जलन तथा पीड़ा बढ़ जाएगी। इसलिए घाव को ठंडे पानी से नहीं धोना चाहिए। घाव के लिए नीम के साफ किये पत्तों का खौलाया हुआ पानी छानकर गुनगुना होने पर इस्तेमाल करें। यह सर्वोत्तम है। इसके बाद घाव पर खोपरे का तेल, अरंडी का शुद्ध तेल अथवा घी लगाकर घाव को बांध देना चाहिए। और मरीज को आराम करने देना चाहिए। आराम करते समय रोगी का घाव वाला हिस्सा थोड़ा ऊंचा रहे, ताकि उस भाग पर रक्त-संचार का दबाव कम पड़े। इससे सूजन और दर्द में भी कमी आवेगी।

जब घाव का दर्द और जलन कम या बंद हो जाय, इसके बाद ठंडी मिट्टी या भीगी पट्टी रखनी चाहिए।

शुरूआत में ही यदि ठंडे पानी की पट्टी का प्रयोग किया जाएगा तो मरीज को वह सहन नहीं होगी। ठंडे पानी से गीली की हुई कपड़े की पट्टी अथवा मिट्टी थोड़ी भीगी रहे इसका भी ध्यान रखा जाये। दिन में पट्टी को भीगी रखने का काम सरलता से हो सकता है। रात में अच्छी प्रकार से गीली की हुई मिट्टी की पट्टी अथवा तेल-पट्टी घाव पर बांधने से आहत आराम से सो सकेगा।

घाव को सवेरे-शाम नीम के पत्तों के स्वच्छ पानी से धोते रहना आवश्यक है। घाव की सफाई करते रहना और उसे गीला रखना ही मुख्य उपचार है। घाव के भीगे रहने से वहां का रक्त-संचार बढ़ जाता है। इससे घाव के जल्द भरने में सहायता मिलती है।

गर्म मिट्टी-पट्टी

(1) तैयार करने की विधि

उबलते पानी में बारीक और साफ मिट्टी धीरे-धीरे बिखराकर डालते रहने से इस पट्टी के लिए मिट्टी तैयार की जाती है। मिट्टी, पानी में घुल जानी चाहिए और रोटी के गीले किये हुए आटे से थोड़ी ढीली रहना चाहिए। यदि आवश्यक सावधानी

न रखी जाये और मिट्टी अधिक पड़ जाये और पानी कम गर्म रहे तो गर्म मिट्टी-पट्टी में से उष्णता निकल जाने पर वह कड़ी हो जायेगी और टूट जायेगी।

मिट्टी, पानी में पड़ने के साथ ही पानी में एक जैसी मिल जाये। इसलिए पानी को भली-भांति उबालना चाहिए।

मिट्टी-पट्टी की उष्णता अधिक समय तक कायम रखने के लिए उस पर गर्म पानी से भरी हुई रबर की थैली रखी जा सकती है!

गर्म मिट्टी-पट्टी बनाने के लिए सूखा कपड़ा होना आवश्यक है। इसके अलावा ठंडी मिट्टी-पट्टी और गर्म मिट्टी-पट्टी बनाने की विधि में कोई अन्तर नहीं। गर्म मिट्टी-पट्टी का उपयोग पट्टी बनी रहने के लिए तुरन्त करना चाहिए। पट्टी रखने के साथ ही यदि गर्मी अधिक लगे तो जरूरत के अनुसार पट्टी को ऊंचा उठा-उठाकर रखते रहें। जिस पर पट्टी रखनी हो उस भाग का सेंक कर लें। सहन होने तक गर्म पट्टी का इस्तेमाल करें।

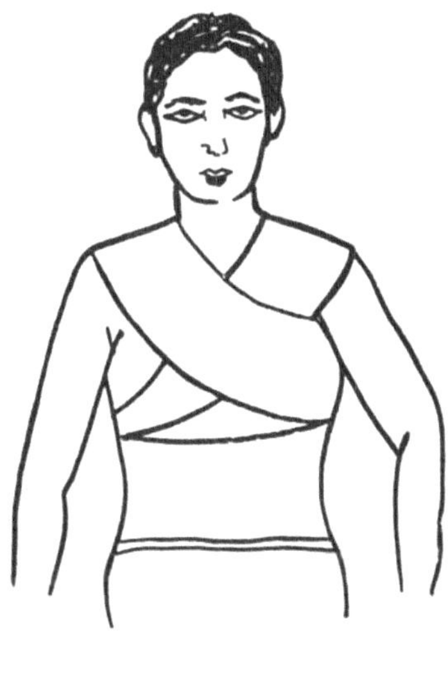

मिट्टी की पट्टी कपड़े की पट्टी में लपेटकर छाती पर बांधना

(2) गर्म मिट्टी-पट्टी के लाभ

सूजन आई हो अथवा दर्द होता हो तो शरीर के उसी भाग पर गर्म मिट्टी का प्रयोग किया जाता है।

(अ) छाती पर गर्म मिट्टी-पट्टी—निमोनिया में छाती के दर्द में यदि वृद्धि हो जाय तो गर्म मिट्टी-पट्टी रखने से पीड़ा कम हो जाती है।

(आ) छोटी या बड़ी आंत में या तिल्ली में सूजन आने पर, या दर्द होने पर गर्म मिट्टी-पट्टी का प्रयोग किया जाता है। कब्ज और वायु-विकार के पीड़ितों को भी इस प्रकार की पट्टी रखने से अच्छा आराम मिलता है।

(इ) ऐसा फोड़ा, जो पकने के पहले खूब दर्द करता हो और न पकता ही हो। उस पर गर्म मिट्टी-पट्टी के सेंक से दर्द कम हो जाता है। फिर कुछ ही दिनों में वह फोड़ा पककर फूट जाता है।

मालिश का महत्व और उपयोगिता

मालिश का शरीर की स्वस्थता पर गहरा प्रभाव पड़ता है। मालिश की विधियों द्वारा शरीर स्वस्थ तथा सुन्दर, सुडौल रखा जा सकता है। साथ ही उसमें चुस्ती-फुर्ती, शक्ति सामर्थ्य की वृद्धि भी होती है।

मालिश का उपयोग शरीर की थकावट दूर करने, त्वचा को कांतिमय बनाने के अलावा बहुत से रोगों को दूर करने में विशेष महत्व रखता है।

मालिश से मांस-पेशियों को बल तथा रक्त-संचार को सुचारू रूप से चलाने में सहायता मिलती है।

शरीर को स्वस्थ और निरोग रखने के लिए उसे आराम, तनाव रहित, चुस्त तथा लचकीला रखने की नितांत आवश्यकता है। इन सबसे छुटकारा दिलाने के लिए मालिश का उपयोग बहुत ही महत्वपूर्ण माना गया है।

मालिश द्वारा शरीर की मांस-पेशियों, नस-नाड़ियों को सीधी खुराक पहुंचा कर स्वस्थ रखा जा सकता है।

शरीर को सुडौल और गठा हुआ रखने में मालिश का बहुत बड़ा हाथ होता है।

मालिश से रक्त-संचालन समान रूप से संचालित होता है। और रक्त-विकार, श्वांस, पसीना, मल-मूत्र द्वारा शरीर से बाहर निकल जाते हैं। इससे शरीर के रोग-छिद्र खुलकर साफ हो जाते हैं।

मालिश से शरीर की गंदगी निकालने वाले अंगों जैसे फेफड़े, आंते (छोटी-बड़ी), गुर्दे, त्वचा तथा अन्य ग्रंथियों को शक्ति और मजबूती प्राप्त होती है।

पुराने पड़ गये रोगों के कारण शरीर की त्वचा में निष्क्रियता आ जाती है। तब मालिश द्वारा त्वचा में नयी चेतना और स्फूर्ति पैदा की जाती है।

मालिश उन व्यक्तियों को भी विशेष लाभ पहुंचाती है जो समय न होने के कारण या अन्य असमर्थता के कारण व्यायाम नहीं कर पाते।

मालिश त्वचा, नाड़ियों, पेट, आंत आदि के विभिन्न रोगों में बहुत मदद पहुंचाती है।

मालिश से स्नायुओं में उत्तेजना बढ़ने से मांस-पेशियों, रक्त नलिकाओं तथा अन्य ग्रंथियों की कार्यशीलता और कार्य-क्षमता बढ़ती है।

इस प्रकार मालिश से हमारे सम्पूर्ण शरीर को लाभ पहुंचता है।

आगे हम मालिश के विभिन्न प्रकारों पर विचार करेंगे।

मालिश की विभिन्न विधियां

मालिश करने के कई प्रकार हैं, जिनका शरीर पर अलग-अलग प्रभाव पड़ता है। अतः इन विधियों को भली-भांति जान-कर ही इनका उचित प्रयोग किया जाना आवश्यक है।

तो आइए मालिश की इन विशेष पद्धतियों पर एक नजर डालें।

हाथ फेरना

यह विधि तेल लगाने के बाद आमतौर पर शरीर के विशेष भाग पर तेल की परत फैलाने के लिए उपयोग में लाई जाती है। इसमें शरीर पर तेल लगा कर उसे खुली हथेली से ऊपर-नीचे, दाएं-बाएं मलना होता है।

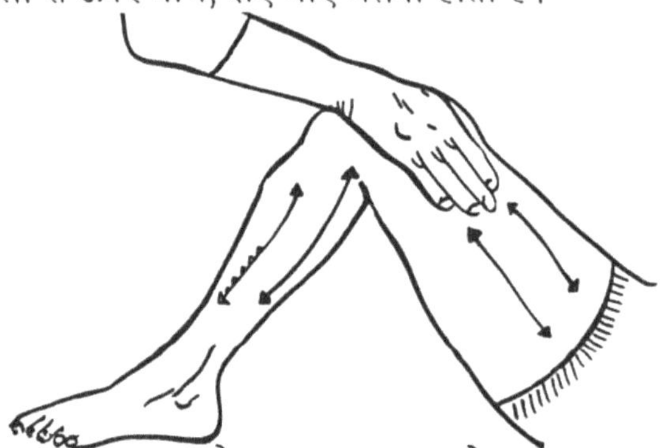

तेल मलना या हाथ फेरना

इस विधि से चर्म में नर्मी और कोमलता आती है तथा रक्त-संचार ठीक होता है। यह क्रिया केवल मांस-पेशियों तथा जोड़ों पर ही प्रभाव डालती है।

थपथपाना

इस विधि में शरीर को हाथ ढीला छोड़ कर थपथपाया जाता है। हथेली द्वारा थपथपाने से नाड़ी संस्थानों पर विशेष प्रभाव पड़ता है। थपथपाने की क्रिया पीठ पर ऊपर-नीचे, पेट पर गोलाई में, अन्य अंगों में नाड़ियों के समानान्तर तथा आंतों पर दाएं-बाएं करनी चाहिए।

मसलना

इस विधि में शरीर की मांस-पेशियों को अंगुलियों और अंगूठे से पकड़ कर मसला जाता है। मांस-पेशियों को हड्डी से ऊपर खींच कर मसलते हुए हृदय की ओर गति करनी चाहिए। इसमें अंगुलियों और अंगूठे की सहायता से एक स्थान की मांस-पेशी मसलकर छोड़ते हुए दूसरे स्थान की मांस-पेशी पकड़ कर मसलते हुए आगे बढ़ा जाता है।

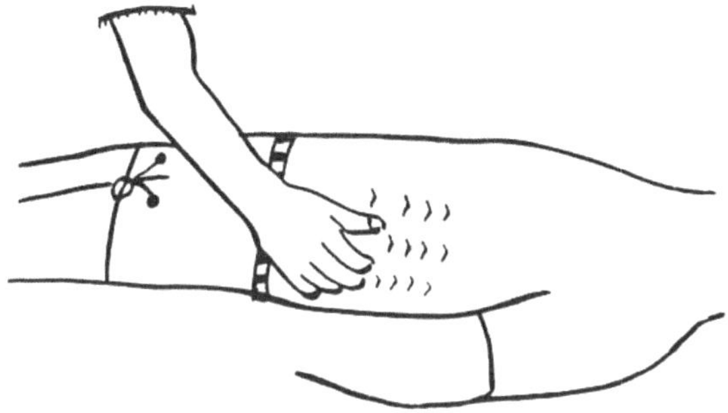

मसलना

इस विधि से मांस-पेशियों का तनाव और थकावट दूर होकर उसमें लचक और शक्ति का संचार होता है।

घर्षण

इस क्रिया में हथेलियों की अंगुलियों को जल्दी-जल्दी ऊपर-नीचे, दाएं-बाएं रगड़ा जाता है। इस विधि में पहले दोनों हाथ शरीर पर रखकर दबाव डालें, फिर रगड़ने की क्रिया उसी दबाव को कायम रखते हुए करें।

इससे शरीर के जोड़ों को शक्ति प्राप्त होती है, मांस-पेशियां खुल जाती हैं, त्वचा में कसाव आता है।

यह विधि जोड़ों के दर्द में, कमर दर्द, सायटिका दर्द, अधरंग आदि में लाभदायक है।

मरोड़ना

यह मालिश की विशेष क्रिया है। इसका इस्तेमाल अधिकतर टांगों, पिंडलियों, जांघों, हाथों और भुजाओं तथा गर्दन पर किया जाता है। इस विधि में दोनों हाथों को अंग के चारों तरफ लपेटकर आपस में मिला लिया जाता है। फिर गोलाई में घुमाते हुए दोनों हथेलियों को एक-दूसरे के विपरीत घुमाते हुए मरोड़ा जाता है। मरोड़ देते समय एक बार दोनों हाथों की अंगुलियां आपस में एक दूसरे से गुंथ जाती हैं और एक बार दोनों अंगूठे एक दूसरे में गुथ जाते हैं। अर्थात् दोनों हाथों का चालन ऐसा होता है जैसे किसी बड़े नट बोल्ट को खोल-लगा रहे हैं।

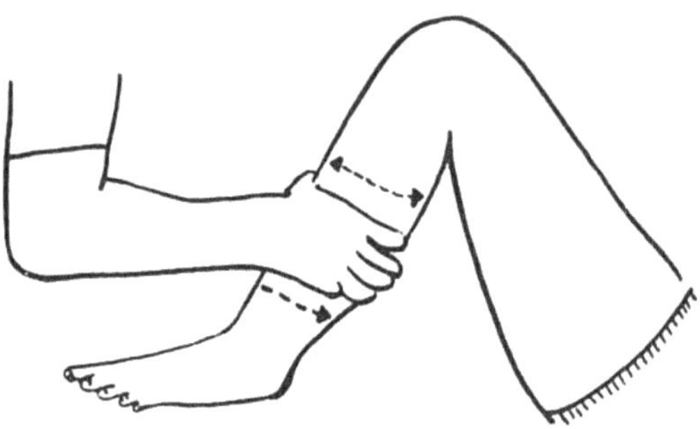

मरोड़ना

इस प्रकार मरोड़ने की यह क्रिया हाथ या पैर में नीचे से ऊपर जाते हुए करनी चाहिए। फिर ऊपर से नीचे आते हुए।

इस विधि से मांस-पेशियों की शिथिलता दूर होती है, रक्त-संचार बढ़ता है, नाड़ियों में चेतनता आती है। तथा मांसपेशियों का तनाव कम होता है।

दबाना

इस विधि में हथेलियों से अंगों पर दबाव डालते हुए ऊपर-नीचे, दाएं-बाएं बढ़ते हैं। इसमें केवल दबाव डालना ही पर्याप्त होता है।

यह विधि बुजुर्ग लोगों को बड़ा लाभ पहुंचाती है। इससे रक्त शिराएं एक स्थान से दबाव के कारण रक्त से खाली होती हैं और दूसरे स्थान पर भरती चली

जाती हैं। इस विधि से नाड़ियों का रक्त संचार ठीक होता है और शरीर की थकावट दूर होती है।

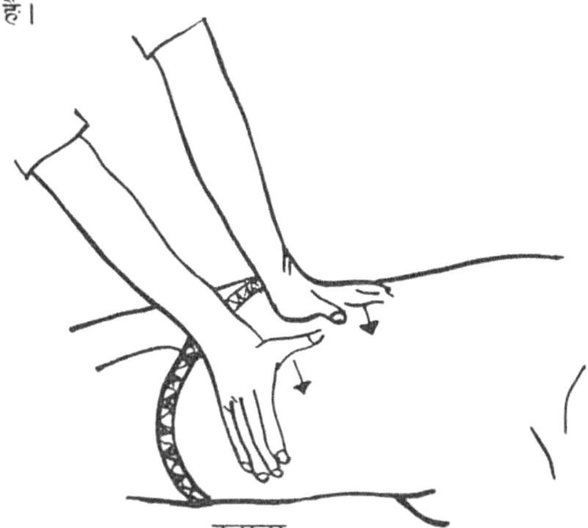

दबाना

खड़ी थपकी

मालिश को इस विधि में शरीर के अंगों में खड़ी हथेली की थपकी एक के बाद दूसरी हथेली से देते हुए आगे-पीछे दाएं-बाएं बढना पड़ता है। इसमें हाथ बिल्कुल ढीला छोड़कर थपकी देनी चाहिए।

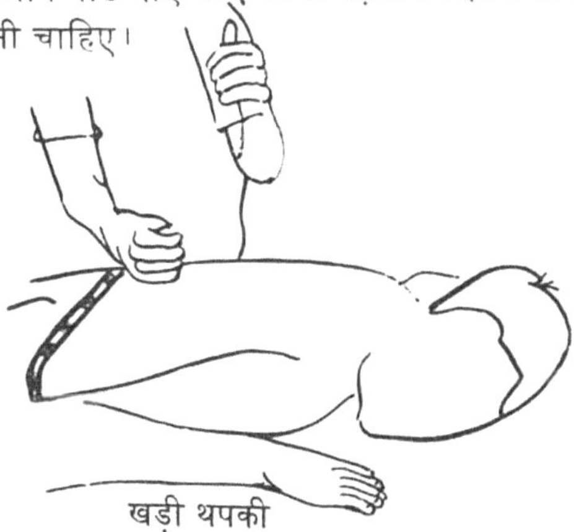

खड़ी थपकी

इस विधि की मालिश अधरंग, वात रोग तथा पिंडलियों में तनाव होने पर दी जाती है।

ठोंकना

इसमें थपथपाने की विधि का ही इस्तेमाल होता है, पर थपकी वाला हाथ धीरे पटकते हैं पर ठोंकने की विधि में हथेली से जोर का प्रहार किया जाता है। इससे मांस-पेशियों को विशेष लाभ पहुंचता है तथा नस-नाड़ियों पर जमा चर्बी झड़ने

लगती है।

कटोरी थपकी

इस विधि में हथेली की कटोरी-सी बनाकर उसकी हल्के-हल्के थपकी देते हैं। हवा के दबाव के कारण कटोरी थपकी की आवाज तेज होती है, पर शरीर पर हाथ का आघात हल्का तथा आराम देने वाला होता है।

इस विधि से पसलियों को शक्ति और मजबूती मिलती है, फेफड़ों को पुष्टता मिलती है।

कम्पन

इस विधि में हथेली को शरीर पर फैलाकर दाएं-बाएं थरथराते हुए आगे बढ़ाते हैं और उसी तरह पीछे लाते हैं।

यह विधि मुख्य रूप में पीठ, छाती, पेट आदि पर की जाती है।

यह विधि रोगियों को बड़ा आराम पहुंचाती है। कम्पन विधि तेज तथा हल्की दोनों प्रकार की होती है।

इस विधि से शिथिल अंगों में स्फूर्ति जागती है। नस-नाड़ियों पर इसका प्रभाव अधिक होता है। स्नायु रोगों में, अधरंग पोलियो, आदि में यह विशेष लाभ पहुंचाती है।

मुक्की मारना

इस विधि में हथेली की मुट्ठी बांधकर शरीर पर धीरे-धीरे प्रहार करते आगे बढ़ते हैं।

मुक्की विधि का प्रयोग मोटापा कम करने में विशेष रूप से किया जाता है।

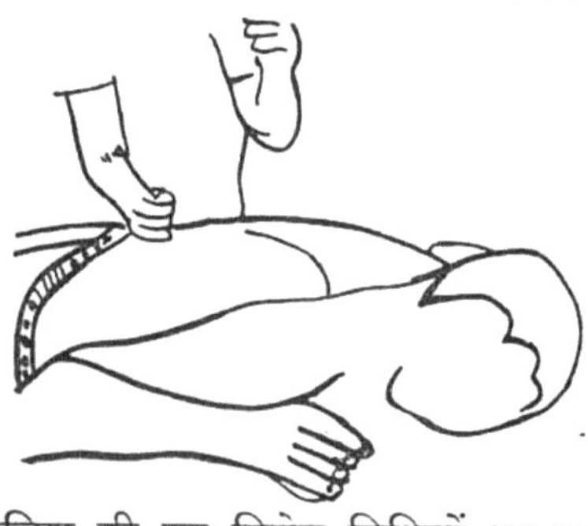

इस प्रकार मालिश की इन विशेष विधियों का प्रयोग विभिन्न रोगों में अलग-अलग किया जाता है।

आइए आगे विभिन्न रोगों पर मालिश की उपयोगिता का जायजा लें।

विभिन्न रोगों में मालिश उपचार

विभिन्न रोगों में मालिश-उपचार से काफी लाभ होता है। मालिश से शरीर की शिथिल-मांस पेशियों को बल और लचक प्राप्त होती है। साथ ही जो नाड़ी संस्थान रक्त प्रवाह में निष्क्रिय और असमर्थ हो जाते हैं, उनमें मालिश द्वारा चेतना का संचार किया जाता है। नाड़ी-संस्थानों के मार्ग में जो रुकावटें होती हैं, वे दूर हो जाती हैं।

अतः बहुत से ऐसे रोग हैं जिनका उपचार मालिश द्वारा किया जाता है। कुछ रोगों में तो साधारण तेल ही कार्य करता है, लेकिन कुछ रोग ऐसे होते हैं कि उनके लिए या तो विशेष तेल प्रयुक्त किया जाता है या फिर सरसों या किसी अन्य तेल में कुछ औषधियां मिलाकर उसे उपयोगी बनाया जाता है।

परन्तु केवल मालिश का उपचार ही रोग को पूर्णतया ठीक नहीं कर पाता। उसके लिए विशेष स्नान पद्धति, मिट्टी, धूप, योग क्रिया, आराम, निद्रा आदि प्राकृतिक चिकित्सा के अन्य सहयोगी साधनों का उपयोग भी आवश्यक हो जाता है—चाहे उनका सहयोग कम मात्रा में लेना पड़े या ज्यादा मात्रा में।

रोगों में मालिश-उपचार का तरीका अपनाने के लिए विशेष ध्यान तथा सही ढंग की आवश्यकता पड़ती है।

मालिश करने का स्थान साफ-सुथरा तथा हवादार होना चाहिए। परन्तु रोगी के शरीर में सीधी हवा न लगे, इस बात का ध्यान रखना चाहिए। केवल ऐसी व्यवस्था हो कि ताजी हवा आती रहे।

रोगों में मालिश उपचार में मालिश करने वाले को मालिश विधि का पूर्ण ज्ञान होना चाहिए। वरना लाभ के बजाय हानि होने का भय रहता है या रोग पर मालिश का ठीक असर नहीं होने पाता। मालिश विधि से अच्छी तरह समझकर ही उपयोग में लायें।

अब आइए विभिन्न रोगों पर मालिश और अन्य प्राकृतिक चिकित्सा का उपयोग देखें।

जोड़ों का दर्द होने पर

जोड़ों का दर्द तभी उभरता है जब शरीर में अम्लता बढ़ जाती है। अम्लता बढ़ने से कब्ज की शिकायत हो जाती है। अम्लता बढ़ने का मुख्य कारण हमारा गलत खान-पान है जो रक्त में दूषिता उत्पन्न करता है। दोषयुक्त रक्त भारी हो जाता है और उसका प्रवाह धीमा पड़ जाता है। जोड़ों पर रक्त नलिकाओं में मोड़

आने की वजह से रक्त वहां रुक जाता है। जो शिराएं शरीर के विकार को लेकर हृदय की ओर जा रही होती हैं, उनमें भी रक्त नलिकाओं में रक्त रुकने या धीमा पड़ने से विकार आ जाता है। और जोड़ों पर विकार का जमाव होने लगता है। और दर्द शुरू हो जाता है।

इलाज—जोड़ों के दर्द के लिए मालिश बहुत जरूरी है ताकि रक्त नलिकाओं का संचार ठीक बना रहे। जिस स्थान पर दर्द हो वहां तेल लगाकर अंगूठों से चारों ओर गोल-गोल घुमाते हुए मालिश करें। मालिश की अन्य विधियां जैसे गांठ घुमाना, ठोंकना मसलना, घर्षण, खड़ी थपकी तथा कम्पन आदि विधियों का उपयोग करते हुए मालिश करनी चाहिए।

मालिश धूप में करें तो ज्यादा लाभ प्राप्त होता है। इससे मालिश के साथ-साथ सिकाई भी हो जाती है। मालिश करते समय उतना ही जोर लगायें जितना रोगी को सहन हो सके। मालिश के बाद रोगी को कुछ देर धूप में ही पड़ा रहकर धूप-सेवन करने दें।.

इस रोग में भाप स्नान, कटि-स्नान, धूप सेवन, उपवास और गुनगुने पानी में नींबू मिलाकर पिलाने से विशेष लाभ होता है। आहार में दूध, फल, हरी सब्जी सलाद आदि दिए जाएं।

पोलियो में

यह रोग अक्सर बच्चों को हो जाता है। टाईफाइड ज्वर आदि बिगड़ जाए तो पोलियो होने का खतरा हो जाता है। पोलियो में नाड़ियों पर कुप्रभाव पड़ता है। बच्चों के अंग तो वैसे ही नाजुक होते हैं। अक्सर दवाओं की गर्मी का प्रभाव ही पोलियो के उत्पन्न होने का कारण है। दवा रोग को निकालने के बजाए दबाती है। फलस्वरूप उसका असर नाड़ियों पर पड़ता है और बच्चों के हाथ-पैर या आधा शरीर शिथिल होकर रोगग्रस्त हो जाता है।

इलाज—इस रोग में मालिश का विशेष लाभ होता है। मालिश के बाद धूप-सेवन का उपचार किया जाना चाहिए।

पोलियो में रोगग्रस्त भाग के अलावा पीठ पर मालिश भी करना लाभदायक होता है। रोगग्रस्त भाग पर गर्म-ठंडा सेंक देकर मालिश करनी चाहिए।

पहले तीन-चार मिनट तक रोगग्रस्त पैर या अन्य अंग को गर्म पानी के बर्तन में डाले रखें। दूसरे तीन-चार मिनट ठंडे पानी के बर्तन में डाले रखें। यदि दोनों पैर पोलियो ग्रस्त हों तो दायां पैर ठंडे पानी के बर्तन में तथा बायां गर्म पानी में। फिर बदलकर दोनों पैरों को विपरीत ताप दें। पानी में यदि 'एप्ससम' साल्ट पड़ा हो तो और भी अच्छा है।

इसके बाद धूप में मालिश करें। इसमें मालिश द्वारा मांस-पेशियों का मर्दन, थपथपाना, ठोंकना, खड़ी थपकी, कटोरी थपकी, कम्पन आदि क्रियायें करनी चाहिए।

मालिश और धूप-स्नान तथा गर्म ठंडा स्नान विधियां रोज की जानी चाहिए।

मालिश और अन्य प्राकृतिक उपचार के साथ-साथ व्यायाम कराना भी बहुत जरूरी है। इसमें टांग उठाना, मोड़ना, खींचना, चलाना, नीचे-ऊपर हल्का झटका, हाथों से वस्तु पकड़ना, अंगलियां आगे-पीछे चलाना, हाथ घुमाना आदि व्यायाम कराने चाहिए।

इसके साथ-साथ भोजन पर भी विशेष ध्यान देना चाहिए। हल्का सुपाच्य भोजन दें ताकि कब्ज न होने पाए। एनिमा देना भी लाभकारी है। बच्चे को 250 ग्राम तक का ही एनिमा देना चाहिए। फलों का रस भी देना आवश्यक है। भोजन में स्टार्च कम हो, ऐसे पदार्थ दें। सब्जियों का सूप भी देना आवश्यक है।

मोटापा होने पर

मोटापे का रोग दूर करने के लिए मालिश, कटि स्नान, एनिमा, उपवास आदि सभी प्राकृतिक इलाज लाभदायक हैं। इन्हें साथ-साथ करते रहने से तथा आहार में हल्का सुपाच्य भोजन लेने से मोटापा कुछ ही दिनों में घटने लगता है।

मोटापा चर्बी युक्त पदार्थ, वसा युक्त तला हुआ गरिष्ठ भोजन का ही परिणाम है। ऐसा भोजन करने के बाद भी जो व्यक्ति दिन भर बैठे रहने का कार्य करते हैं, व्यायाम, योग आदि नहीं करते। वे इस रोग के बहुधा शिकार होते हैं। भारी चटपटी, मसालेदार, तली हुई वस्तुएं खाते रहने से आंतों पर काफी जोर पड़ता है। वे भारी, गरिष्ठ भोजन पचाने में असमर्थ हो जाती हैं। फलस्वरूप भोजन बिना पचे शरीर में चर्बी के रूप में जमा होने लगता है और मोटापा बढ़ने लगता है।

इलाज—मोटापा दूर करने की पहली शर्त तो यह है कि चर्बी बढ़ाने वाले, वसा युक्त पदार्थों का सेवन कम कर हल्का-सुपाच्य भोजन करने की आदत डालें। क्योंकि जब तक भोजन में सुधार नहीं होगा, अन्य उपचार भी बेकार साबित होंगे।

भोजन में रोटी हरी सब्जियां, फल, सूप, सलाद आदि लें। रोज नियमित एक गिलास गुनगुने पानी में एक नींबू लें। उबली सब्जियां कम मसाले वाली सेवन करें। उपवास सप्ताह में एक या दो बार पूरे दिन का करे। उस दिन नींबू का पानी, फलों का रस, मट्ठा, सूप आदि का ही सेवन करें।

प्रतिदिन टहलने-दौड़ने तथा 15-20 मिनट व्यायाम करने की आदत डालें। रस्सी कूदना तथा कुछ सरल योगासन भी नियमित करें।

मालिश मोटापे के इलाज में सबसे महत्वपूर्ण कार्य यह करती हैं कि चर्बी को छांट कर शरीर को ढीला नहीं पड़ने देती। उसमें कसाव और कांति पैदा करती है।

तेल मालिश का सबसे ज्यादा फायदा तो तब होगा जब उपवास और एनिमा भी लिया जाए। सप्ताह में दो दिन उपवास और दो दिन नियमित एनिमा अवश्य लें।

मालिश में दलना, मरोड़ना, खड़ी थपकी, मुक्की, मसलना, झकझोरना आदि क्रियाएं लाभप्रद हैं।

इसके अलावा रोज लगभग 20-25 मिनट का कटि-स्नान और सप्ताह में दो बार भाप (पूर्ण) स्नान अवश्य लें।

मोच आने पर

हाथ-पैर में मोच आने पर मालिश द्वारा विशेष लाभ होता है। इसमें नसें एक-दूसरे पर चढ़ जाती हैं, मांस अन्दर से फट जाता है। इन कारणों से सूजन आ जाती है और बहुत ही तीव्र दर्द होता है।

मोच आने पर सबसे पहले गर्म पानी में नमक और तिली या सरसों का तेल डालकर उसमें कपड़ा भिगोकर मोच वाले स्थान पर सेंक करना चांहिए। हाथ से धीरे-धीरे उस स्थान को मसलते भी रहना चाहिए।

फिर मोच के भाग को पहले नमक मिले गर्म पानी में डुबो कर उसका सेंक दें। फिर ठंडे पानी में उस स्थान को डुबोकर लगभग 5-10 मिनट तक रखें। इस प्रकार कुछ समय तक गर्म ठंडा सेंक देकर हाथ या पैर पर रुई की पट्टी रखकर बांध दें।

यह क्रिया प्रति दिन तीन-चार दिन तक करें। इसके बाद उस स्थान पर सरसों का तेल लगाकर मर्दन, मसलना, घर्षण, खड़ी थपकी, कम्पन आदि विधि से मालिश करें। एक सप्ताह में ही फायदा हो जाएगा।

मोच वाले भाग पर मिट्टी की पट्टी, ठंडी-गीली पानी की पट्टी रखकर उसे बांधकर रखने से मोच जल्दी ठीक हो जाती है।

हिस्टीरिया रोग में

हिस्टीरिया रोग में शरीर की, खासकर पीठ और गर्दन की मालिश से विशेष लाभ होता है।

प्रसूता महिला के लिए

बच्चा हो जाने के बाद अक्सर स्त्रियों के पेट, जांघों, हाथ-पैरों तथा स्तनों का मांस ढीला पड़ जाता है। पेट पर झुर्रियां पड़ जाती हैं और जननेन्द्रिय के आस-पास का मांस भी ढीला पड़ जाता है। इसमें संपूर्ण शरीर की मालिश से बहुत लाभ होता है। पीठ, कमर, पेट, जांघ, पिंडलियों, हाथों, गर्दन आदि की मालिश प्रतिदिन करना बहुत आवश्यक है। इससे शरीर अपने स्वाभाविक अनुपात में आ जाता है और मांस-पेशियों में शिथिलता नहीं रहती।

कब्ज में

कब्ज होने पर पेट की मालिश करने से बड़ा लाभ मिलता है। पेट पर हल्के

हाथ से मालिश करनी चाहिए। मसलना, घर्षण, मरोड़ना, आदि विधियों से मालिश करनी चाहिए।

सिर दर्द में

सिर दर्द होने पर पीठ, गर्दन, माथे पर सिर की मालिश करनी चाहिए। इसमें मालिश को मसलना, घर्षण, कम्पन और थपकी विधियां लाभदायक होती हैं। सिर दर्द में कटि-स्नान भी काफी लाभ पहुंचाता है।

दमा रोग में

दमा रोग के रोगी की छाती और पीठ पर मालिश करने से छाती में जकड़ा बलगम ढीला होकर मुंह या पेट में पहुंचकर बाहर निकल जाता है। इसमें मालिश को मसलना, घर्षण, कम्पन, थपकी आदि विधियां आजमानी चाहिए।

दमा के रोगी को कटि-स्नान, भाप स्नान, एनिमा आदि से भी लाभ होता है।

अधरंग में (पक्षाघात)

इस रोग का भी मुख्य कारण गलत खान-पान, अनियमित भोजन तथा कब्ज बने रहना है। इन अनियमितताओं से शरीर की नसों-नाड़ियों पर अतिरिक्त चर्बी की परत चढ़कर उन्हें शिथिल बना देती है। यह रोग आमतौर से 50 वर्ष की आयु के आस-पास होता है। नसों-नाड़ियों पर चर्बी चढ़ने की क्रिया वर्षों से चल रही होती है। तभी यह रोग होने पर इसमें बहुत सावधानी बरतनी पड़ती है।

इस रोग में भी मालिश का महत्वपूर्ण स्थान है। क्योंकि इससे नस-नाड़ियों पर जमा चर्बी छंटती है। इसमें भाप-स्नान बहुत उपयोगी सिद्ध हुआ है। पानी का रोगग्रस्त स्थान पर गर्म-ठंडा स्नान और पट्टियों का लपेटना भी लाभ पहुंचाता है।

मालिश की मसलना, घर्षण, मुक्की मारना, कम्पन, मरोड़ना आदि विधियां काम में लाई जाती हैं।

मालिश के साथ रोगग्रस्त अंगों को हल्का व्यायाम भी करना चाहिए जैसा कि पोलियो के रोग में बताया गया है। पीठ की मालिश भी नितांत आवश्यक है क्योंकि नस-नाड़ियां शरीर के सभी भागों में पीठ से होकर ही जाती हैं। इस रोग में मालिश के बाद धूप स्नान भी लेना चाहिए।

व्यायाम और योग का महत्त्व

हमारे शरीर में सैकड़ों नस-नाड़ियों का जाल बिछा हुआ है। नस-नाड़ियों में यदि किसी कारण से विकार या सामान्य स्थिति में किसी कारण से रूकावट पैदा हो जाए तो शरीर के जोड़ों में विजातीय पदार्थ एकत्र हो जाने के कारण शरीर में अनेक प्रकार की बीमारियां और विकार घर कर लेते हैं। परन्तु अक्सर हम उनकी ओर उचित ध्यान नहीं देते। जब वे बढ़कर उग्र रूप धारण कर लेते हैं। तो उनकी जड़े शरीर में इतनी गहरी पैठ जाती हैं कि उन विकारों को सरलता से दूर करना मुश्किल हो जाता है और हमारे शरीर को भी ज्यादा कष्ट उठाना पड़ता है। जब चिकित्सक इलाज करता है तो बहुत-सा धन, समय तो खर्च करना ही पड़ता है, शरीर भी पहले जैसा हृष्ट-पुष्ट और नीरोग नहीं रह पाता। रोग भी औषधियों की गर्मी से दबकर रह जाते हैं, जड़ से दूर नहीं हो पाते। लिहाजा कुछ दिनों बाद वे उभर कर कष्ट पहुंचाने लगते हैं।

यदि हम आरम्भ से ही थोड़े से परिश्रम से अपने शरीर के यंत्रों को स्वस्थ मजबूत और स्वच्छ रखने की कोशिश करें तो हमें इन लम्बी, भयंकर जानलेवा ओर बेहद कष्टदायक बीमारियों का मुंह भी न देखना पड़े।

शरीर को स्वस्थ और नीरोग रखने के लिए शुद्ध हवा, पानी, धूप आदि की आवश्यकता तो पड़ती ही है, परन्तु व्यायाम और योग आदि से उन्हें दीर्घ जीवन और शक्ति-सामर्थ्य प्राप्त होती है।

व्यायाम और योग द्वारा सैकड़ों लोगों ने अपने शरीर को भयंकर रोगों से मुक्त कर लिया है। व्यायाम और योग से रक्तचाप, लकवा, गठिया, मधुमेह, नेत्र-रोग, हृदय रोग जैसे भयंकर रोगों से छुटकारा पाया जा सकता है। अक्सर इन बीमारियों से ग्रस्त रोगियों को जीवन भर दवा के भरोसे रहना पड़ता है। दवा की गर्मी शरीर में अन्य विकार पैदा कर उसे खोखला कर डालती है।

किस प्रकार के व्यायाम उपयोगी

अब हमें यह देखना है कि किस तरह के व्यायामों से हम अपने शरीर को इन भयंकर बीमारियों से बचा कर रख सकते हैं।

सबसे पहले हमें नस-नाड़ियों को प्रभावित करने वाले व्यायामों पर ध्यान देना चाहिए। हमारे शरीर की नस-नाड़ियों को हमेशा कसा हुआ रहना चाहिए। जिस प्रकार ढीली चारपाई पर सोने के लिए आराम देह नहीं रहती, उसी प्रकार ढीली नस-नाड़ियां शरीर को शिथिल, आलसी और कमजोर बनाती हैं।

नस-नाड़ियों को मजबूत बनाने के लिए ऐसे व्यायाम करें जिससे शरीर की मांस-पेशियों में खिंचाव आए। जैसे कोई वजन उंगलियों से उठा कर लटकाए रहना, हाथों और पैरों को गोल-गोल घुमाना, किसी रस्से से हाथों को कोहनी से मोड़कर लटकना, शरीर में लम्बी सांस भरकर कुछ देर रोके रखना आदि व्यायाम उपयोगी हैं। योग में तानासन बहुत उपयोगी है।

तानासन खुली हवा में नंगे पैर खड़े होकर सांस शरीर में भरते हुए भुजाओं को सिर से ऊपर ले जाएं। फिर दोनों हाथों को मिला कर हाथों को आकाश की ओर तानते हुए पैरों को जमीन की ओर तानें। इस क्रिया से शरीर की नस-नाड़ियों में खिंचाव पैदा होगा और उनकी क्रियाशीलता बढ़ेगी। तानासन की पूरी क्रिया होने के बाद सांस धीरे-धीरे छोड़ें। तब तक सांस शरीर में रोके रखें।

इसके बाद ग्रीवासन, भुज मरोड़ धनुरासन, उदर आसन उपयोगी हैं।

इसके बाद शरीर के जोड़ों का महत्वपूर्ण स्थान है। अतः ऐसे व्यायाम और योगासन करने चाहिए जो जोड़ों को मजबूत और लचकीला बना सकें। जोड़ों में यदि विकार पैदा हो जाए और वहां विजातीय पदार्थ जमा हो जाएं तो पूरा शरीर ही बेकार हो जाता है।

अतः जोड़ों को पुष्ट रखने के लिए ऐसे ही व्यायाम और योगासनों का उपयोग करें जो जोड़ों के लिए लाभदायक हों।

हाथों की उंगलियों से कोई चीज पकड़ कर नीचे की ओर लटकाए रखें। हाथों की कोहनियों से मोड़ते हुए भी व्यायाम कर सकें, करें। इसी प्रकार पैरों को घुटनों से मोड़ने वाले सभी व्यायाम थोड़ी-थोड़ी देर करें। दण्ड-बैठक, दौड़, हाथों को कंधो से गोल-गोल घुमाना, सिर को गर्दन से मोड़ कर दाएं-बाएं, ऊपर-नीचे घुमाना आदि अनेक व्यायाम हैं।

रीढ़ की हड्ड़ी को स्वस्थ और लचकदार रखने के लिए खड़े होकर पीछे की ओर जहां तक हो सके झुकें। इससे पेट पर भी तनाव पड़ता है। और रीढ़ की हड्डी भी मजबूत होती है। इसी प्रकार आगे की ओर भी झुककर हाथों से पैर के अंगूठे पकड़ने की कोशिश करें।

कमर से ऊपर के शरीर को दाएं-बाएं झुकाएं।

इस प्रकार जो भी व्यायाम सरल और उपयुक्त समझें, करें। परन्तु व्यायाम का चुनाव ऐसा करें कि शरीर के प्रत्येक अंग का व्यायाम हो जाए।

किस रोग में कौन-सा आसन

यहां हम आपको कुछ योगासनों के नाम दे रहें हैं जो विभिन्न रोगों के लिए बहुत लाभदायक है।

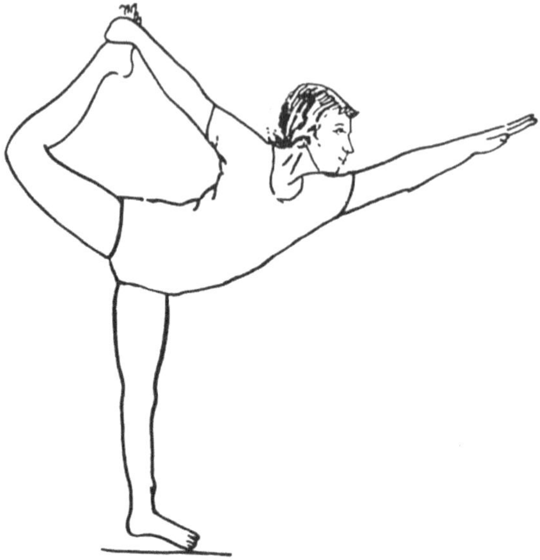

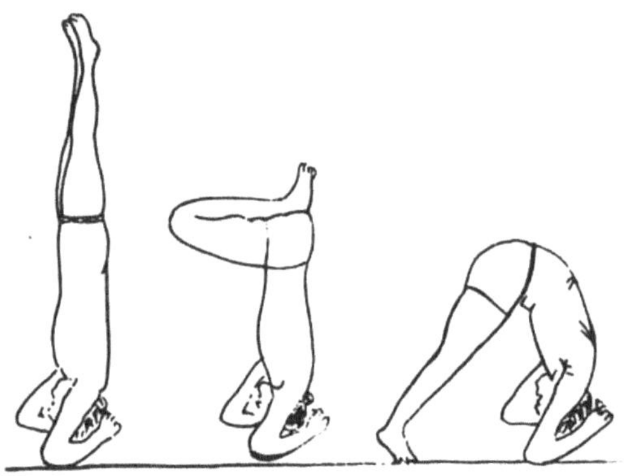

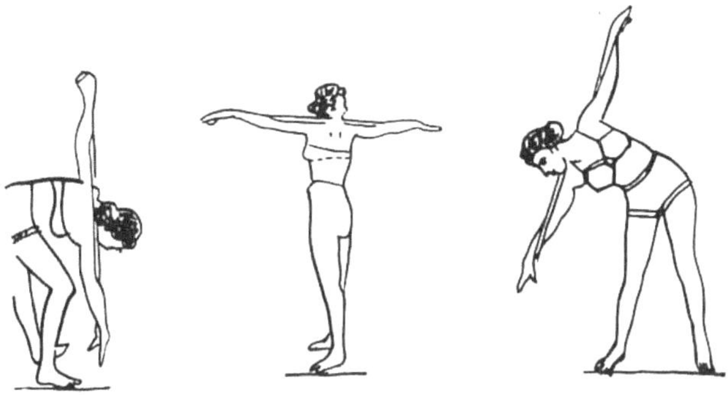

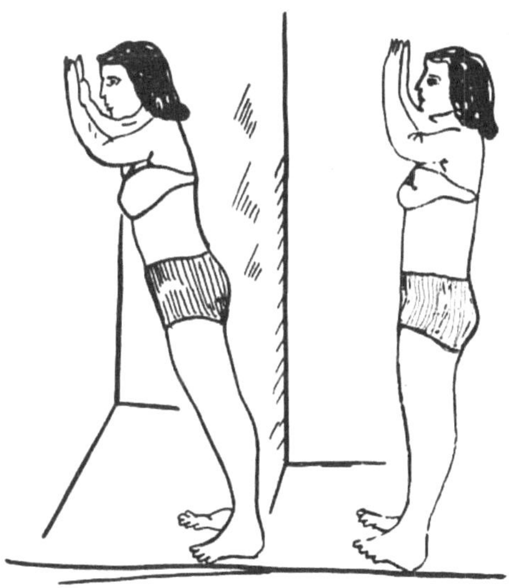

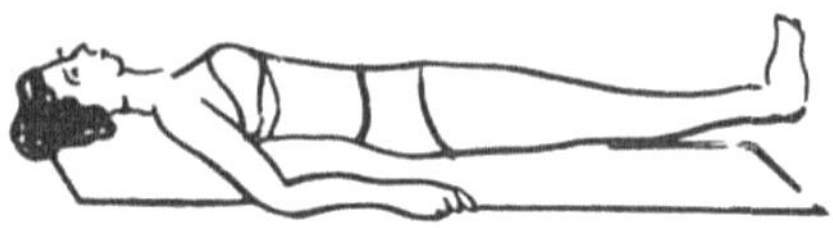

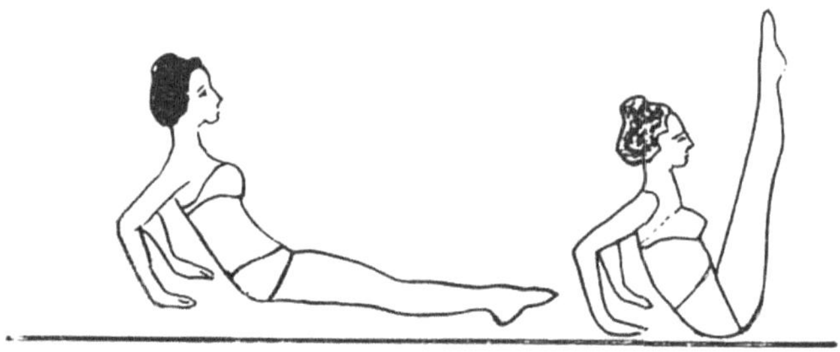

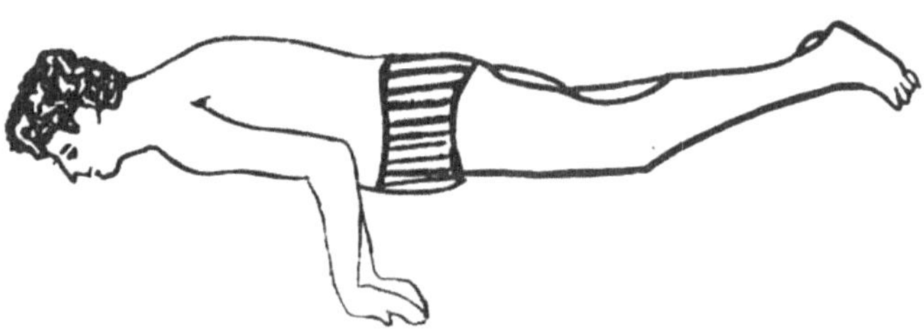

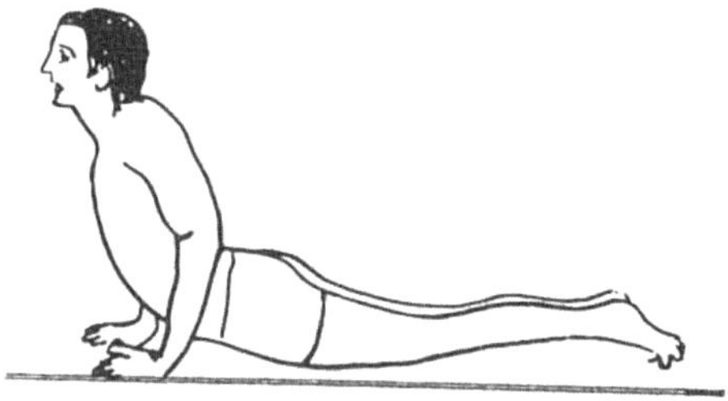

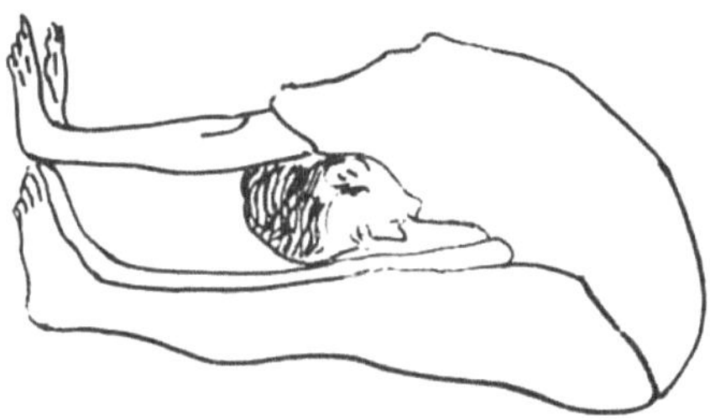

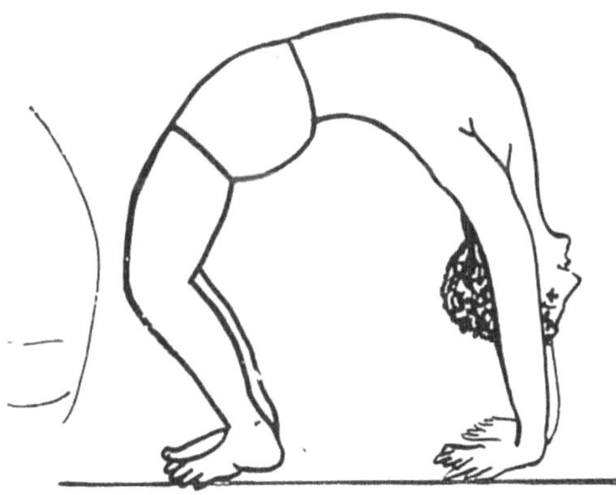

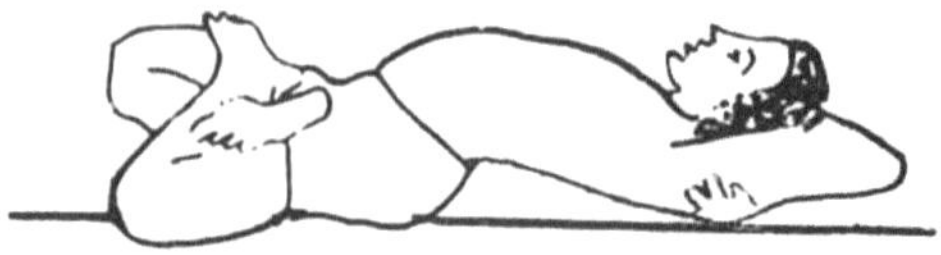

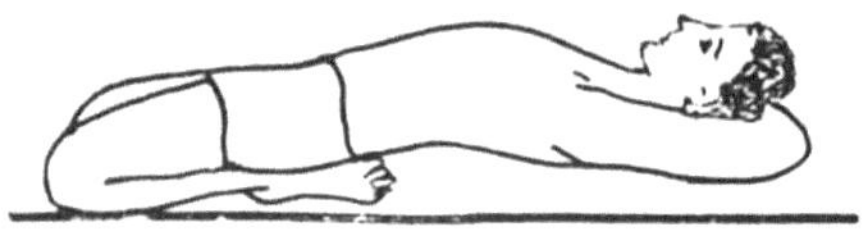

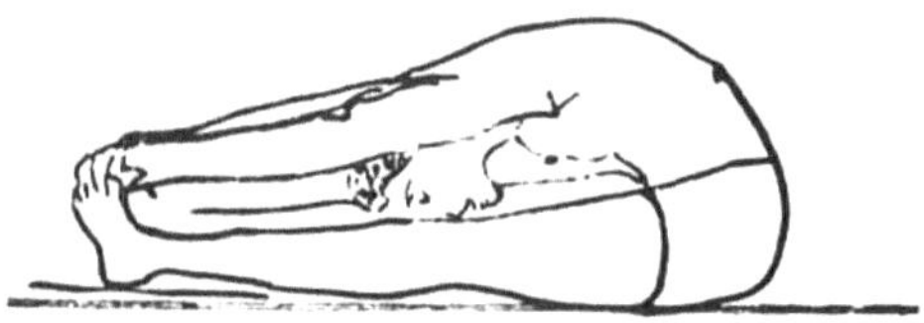

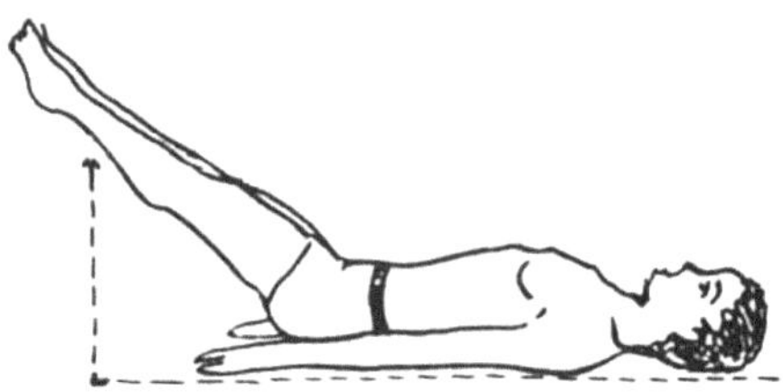

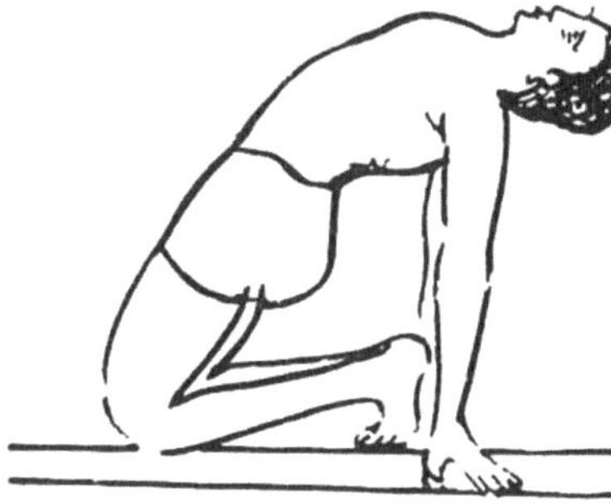

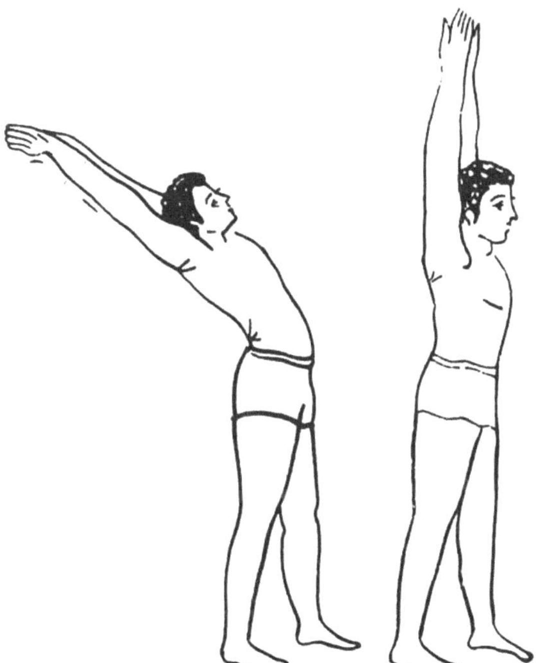

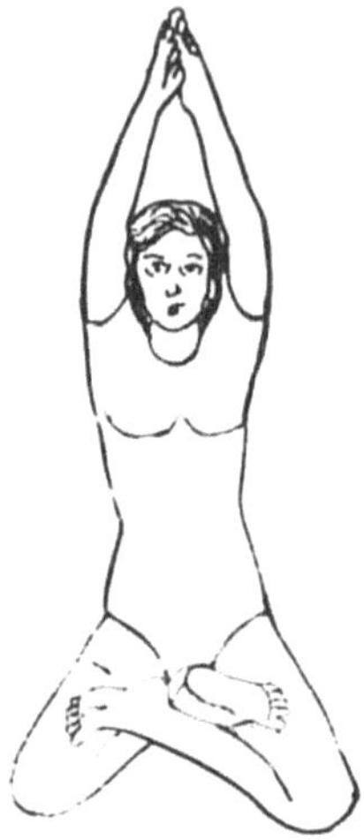

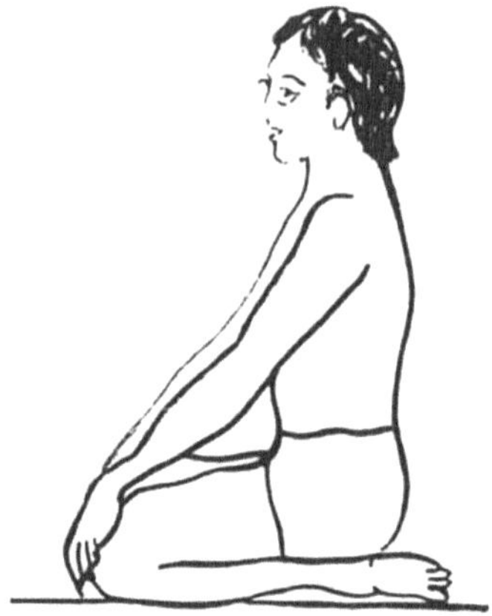

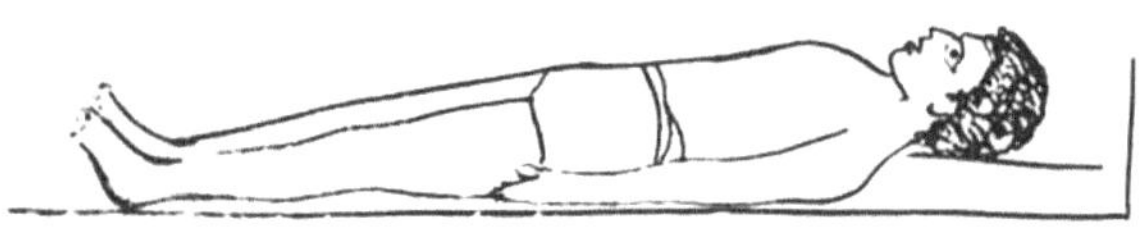

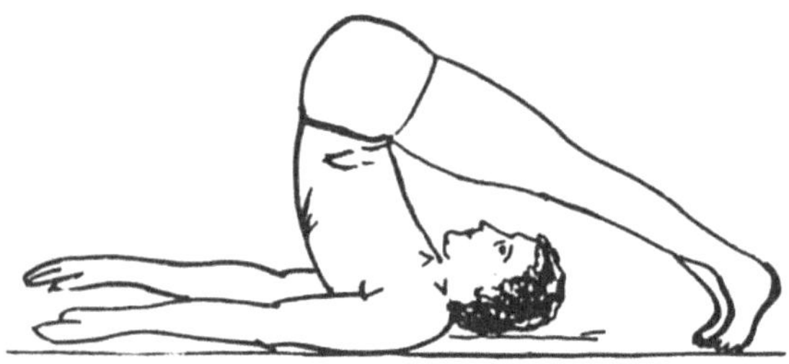

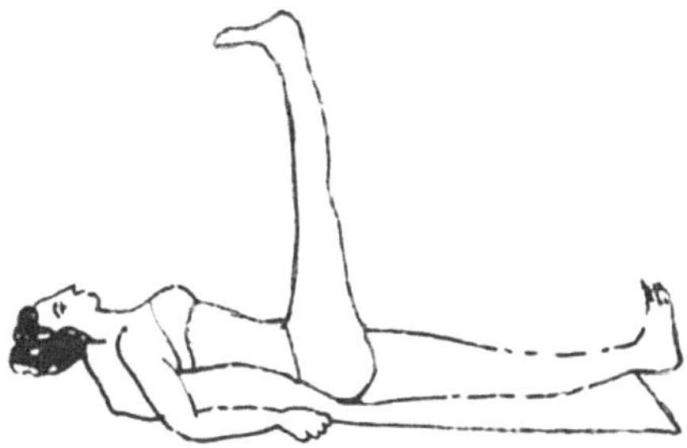

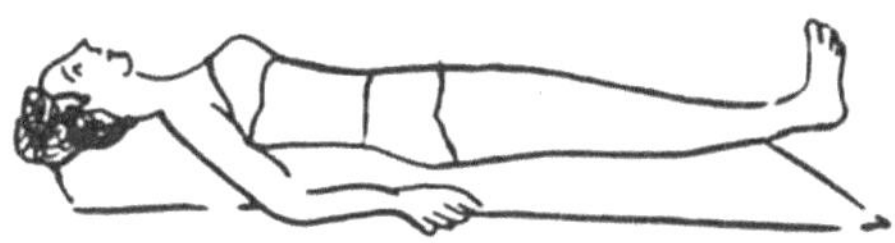

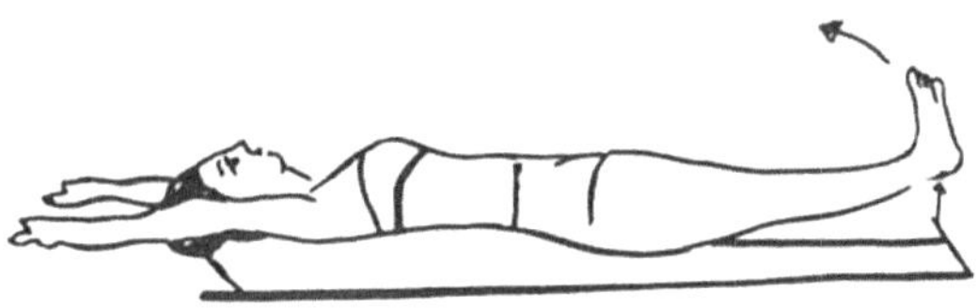

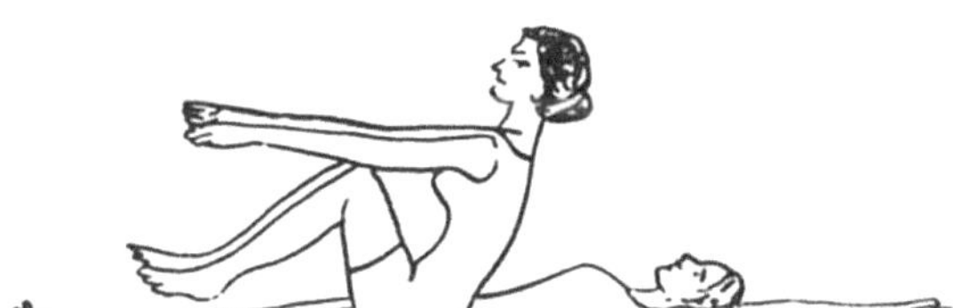

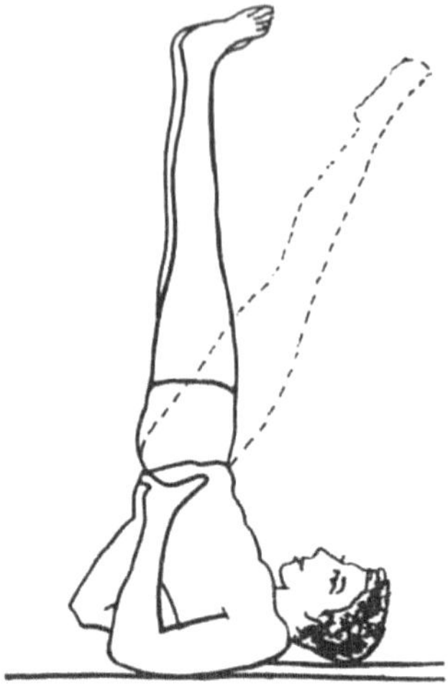

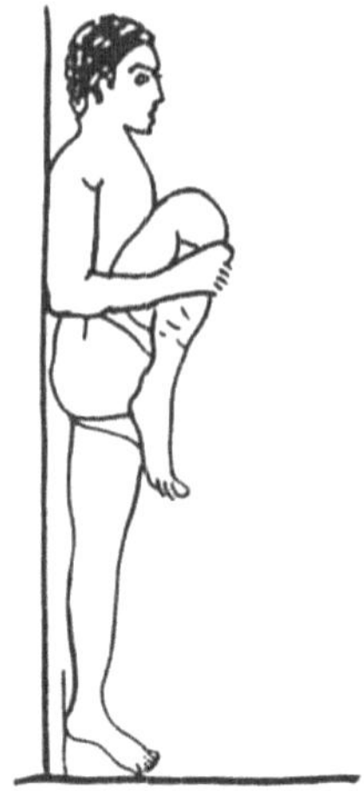

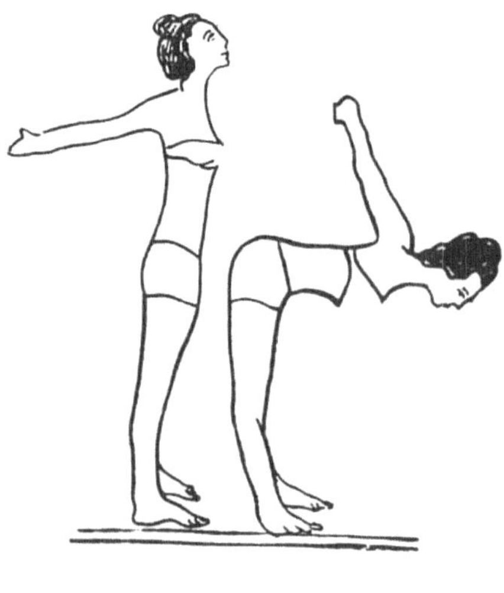

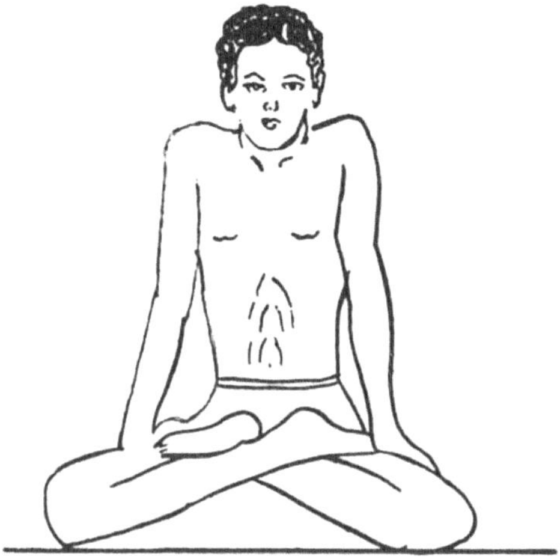

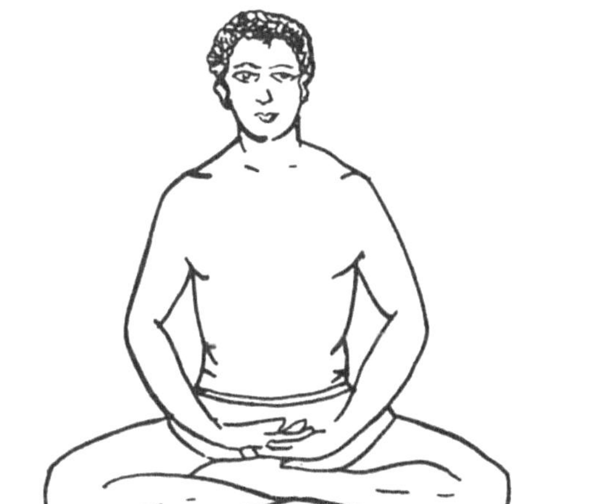

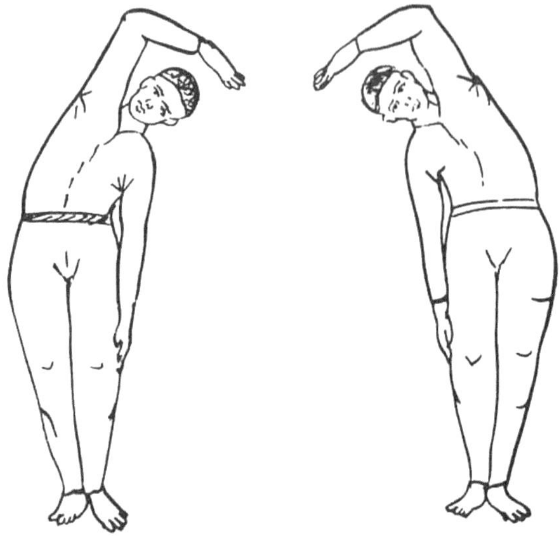

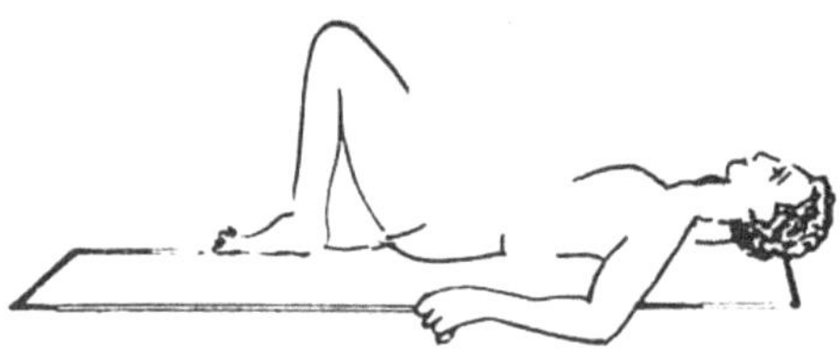

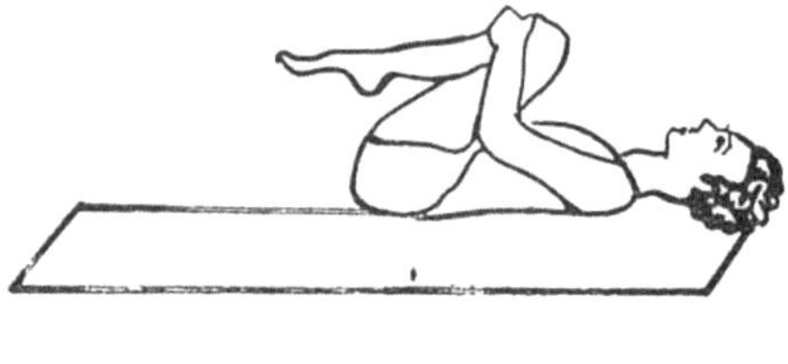

मानसिक तनाव में

मानसिक तनाव रहने की दिशा में पहली शर्त तो यही है कि प्रसन्नचित और चिंता से मुक्त हों। उसके बाद शांत मन से ईश्वर का ध्यान करते हुए सिद्धासन, खगासन, योगासन आदि करें।

पेट के रोगों के लिए

पेट के रोगों में सर्पासिन, चक्रासन, धनुरासन, सर्वांगासन, पवन मुक्तासन आदि करें।

गठिया रोग के लिए

गठिया रोग जोड़ों का रोग है। अतः ताड़ासन, पवन मुक्तासन और साइकिल चलाने का अभ्यास करें।

रीढ़ की हड्डी के लिए

रीढ़ की हड्डी को मजबूत और लचकीला बनाए रखना बहुत जरूरी है। यही पूरे शरीर को संभालती है। इसके लिए सर्पासिन, पवन मुक्तासन, सर्वांगासन आदि।

हृदय रोग के लिए

हृदय रोग के लिए शवासन, सिद्धासन, चक्रासन, शीर्षासन आदि उपयुक्त हैं।

दमा रोग के लिए

दमा रोग भी हृदय और छाती तथा श्वास तंत्र को प्रभावित करता है। अतः इसके लिए सुप्त वज्रासन, सर्पासिन, सर्वासिन, पवन मुक्तासन, उष्ट्रासन आदि करें।

रक्तचाप के लिए

रक्तचाप रोग नस-नाड़ियों और रक्त संचालन क्रिया को प्रभावित करता है। इसके लिए सिद्धासन, शवासन, योगमुद्रासन आदि उपयुक्त हैं।

मधुमेह के लिए

मधुमेह रोग के लिए मत्स्यासन, योगमुद्रासन, हलासन, सर्वांगासन, उत्तानपादासन आदि लाभदायक हैं।

मोटापा घटाने के लिए

मोटापा एक आम रोग है। इसमें सबसे पहली शर्त है भोजन हल्का और

सुपाच्य लेना, चर्बी और वसायुक्त पदार्थ त्यागना तभी व्यायाम और आसन लाभदायक होंगे। मोटापे के लिए पवनमुक्तासन, सर्वांगासन, सर्पासन, वज्रासन, नाभि-आसन आदि लाभदायक हैं।

आंखों के लिए

आंखों को नीरोग और दृष्टि अच्छी और तेज रखने के लिए सर्वांगासन, सर्पासन, वज्रासन, धनुरासन, चक्रासन, आदि लाभदायक हैं।

कमर दर्द में

कमर का दर्द अक्सर स्त्रियों या बड़ी उम्र के पुरुषों को हो जाया करता है। इसके लिए सर्पासन, पवनमुक्तासन, सर्वांगासन, वज्रासन आदि करें।

उपवास एक वरदान

सारे दिन कुछ-न-कुछ खाते रहना भी तभी तक रूचिकर लगता है जब तक पाचन क्रिया ठीक कार्य कर रही हो। यदि भोजन को पचाने वाली आंतों पर ज्यादा और गरिष्ठ भोजन करके अधिक भार डाल दिया जाए तो वे भोजन को ठीक से पचा नहीं पायेंगी और बिना पचा भोजन आंतों में अटका पड़ा रह जाएगा। पाचन क्रिया भी ठप्प पड़ जाएगी।

अतः शरीर को स्वस्थ रखने के लिए तथा आंतों को विश्राम देने के लिए सप्ताह में एक दिन अवश्य ऐसा चुनें जिस दिन उपवास किया जा सके। उपवास आधे दिन का करें या पूरे दिन का, पर करें अवश्य।

जब कोई व्यक्ति बीमार होता है तो स्वयं डाक्टर भी भोजन न देने की सलाह देते हैं। बीमारी में एक तो शरीर वैसे ही कमजोर पड़ जाता है, जिसकी वजह से पाचन क्रिया स्वयं ही शिथिल पड़ जाती है। ऐसे में एक बीमारी के ही अनेक रूप हो जाते हैं। और वे किसी-न-किसी रूप में उभर कर शरीर को क्षति पहुंचाते हैं।

इस तथ्य में बिल्कुल भी संदेह नहीं है कि कई पेट के रोग मात्र एक-दो बार के उपवास से ही ठीक हो जाते हैं। पेट सारी बीमारियों की जड़ है। पेट की खराबी से ही कब्ज, वात रोग, सिर दर्द, जुकाम, बलगम आदि अनेक रोग शरीर में घर बना लेते हैं। उपवास काल में चूंकि शरीर के पाचन यंत्रों को अपना तो नित्य का कार्य रहता नहीं, अतः उन कारणों को जिनसे रोग हो जाते हैं, जिन्हें शरीर के विजातीय पदार्थ कहा जाता है, तो धीरे-धीरे नष्ट करना (पचाना) आरम्भ कर देते हैं। फलस्वरूप शरीर के सभी या अधिकांश विजातीय तत्व उपवास की भेंट चढ़ जाते हैं और शरीर पूरी तरह स्वच्छ, निर्मल और स्फूर्तिवान बन जाता है। अतिरिक्त काम का बोझा न पड़ने से और समय से ही विश्राम पा लेने से शरीर के पाचन संस्थानों की कार्य क्षमता बढ़ जाती है।

यह तो आपने स्वयं भी अनुभव किया होगा कि समय पर विश्राम करने से शरीर को विश्राम तो मिल ही जाता है, साथ ही शरीर की कार्य क्षमता भी दुगुनी हो जाती है।

अब यह प्रश्न उठता है कि कितने दिनों तक उपवास किया जाए ताकि शरीर रोगमुक्त होकर स्वस्थता प्राप्त कर सके। इसके लिए या तो किसी योग्य और अनुभवी प्राकृतिक चिकित्सक से सलाह लेनी चाहिए या यदि स्वयं में इस बात की परख हो कि शरीर के विकारों की गहराई परख कर निर्णय लिया जा सके तो इतने

दिन का उपवास उचित रहेगा। ऐसा आप स्वयं महसूस भी कर सकते हैं। जब उपवास करने से धीरे-धीरे आपका शरीर कमजोरी और थकावट कम महसूस करे और शरीर हल्का-फुल्का तथा चुस्ती-फुर्ती का संचार महसूस होने लगे तो उपवास धीरे-धीरे घटा कर बन्द कर दें।

ध्यान रखें कि उपवास तोड़ने के फौरन बाद भोजन न करें। पहले थोड़ा रसाहार (फलों का रस, शर्बत, दूध, नींबू की शिकंजी आदि) लें, बाद में हल्का और सुपाच्य भोजन लें। इससे आंतों पर एकदम जोर नहीं पड़ेगा। तले हुए पदार्थ तो कम-से-कम उस दिन बिल्कुल न लें।

उपवास में क्या लें?

उपवास के दिनों भोजन (उपवास के खाद्य पदार्थ जो गरिष्ठ होते हैं) बिल्कुल न लें। पानी या नींबू की शिकंजी, नमक मिला हुआ मट्ठा आदि लें। जब भी भूख अनुभव हो, यही पेय पदार्थ लें। इससे बार-बार लघुशंका की हाजत होगी और इसके साथ विजातीय पदार्थ द्रव रूप में बाहर निकलेंगे।

एक महत्वपूर्ण बात और यह है कि उपवास के समय एनिमा अवश्य लें। एनिमा से आंतों में जमा पुराना, सड़ा-गला भोजन घुलकर निकल जाएगा। एनिमा का पानी हल्का गुनगुना लें। इसमें नींबू और एक चुटकी नमक डाल दें। एनिमा लेने की विधि हम एनिमा वाले अध्याय में दे चुके हैं, उसी के अनुसार लें।

उपवास के समय भी आप बैठे न रहें। अपना नियमित कार्य अवश्य करें। इससे आंतें सुचारू रूप से चलती हुई रूके हुए खाद्य पदार्थों को पचाने में लगी रहेंगी।

स्नान करते समय पेट को नाभि से नीचे खुरदरे गीले कपड़े से धीरे-धीरे रगड़ें या सीधा कटि-स्नान लें। इससे पेट की आंतों की दीवारों पर चिपका खाना दीवारों से निकल कर घुल जाएगा। पूरा विश्राम लें ओर पूरी नींद लें।

शुरू में एक दिन का उपवास रखना चाहिए। यदि शरीर काफी भारीपन, आलस्य उदासी, बेचैनी से भरा हो तो दो या तीन-दिन तक उपवास किया जा सकता है। दो या तीन दिन के उपवास के अन्तिम काल में काम की मात्रा थोड़ी करके विश्राम की मात्रा बढ़ा दें।

उपवास तोड़ने और भोजन फिर से आरम्भ करने में विशेष सावधानी बरतें। जिस प्रकार सारे दिन निष्क्रिय पड़े रहने से भी शरीर थक जाता है और कमजोरी महसूस करने लगता है, ठीक उसी प्रकार जब शरीर के पाचन संस्थान विजातीय पदार्थों को नष्ट कर (पचाकर) पाचन संबंधी अन्य कार्य न होने पर खाली रहेंगे तो एक बार तो उनमें भी अशक्तता आ ही जाएगी। उसके बाद उपवास तोड़ने तक यदि उन पर एकदम भारी भोजन का बोझ लाद दिया जाए तो वे उसे ढंग से

पचाने में असमर्थ होंगे। अतः उपवास तोड़ते वक्त आरम्भ में फलों का रस यां नींबू का शर्बत, ठंड़ा दूध आदि लें। फिर कुछ देर बाद पतला दलिया खिचड़ी आदि लें। इस प्रकार धीरे-धीरे भोजन पर आयें। ताकि शरीर के पाचन संस्थान अपने को पुनः पूर्व के कार्य के अनुसार ढाल पाने में समर्थ हो सकें।

उपवास किसके लिए वर्जित

उपवास बीमार व्यक्ति को नहीं करना चाहिए, जब तक डाक्टर भोजन करने की सलाह न दें।

क्षय रोग, कैंसर रोगी तथा गर्भवती महिलाओं को उपवास नहीं करना चाहिए, क्योंकि इन लोगों में उपवास का भार सहने की क्षमता नहीं होती । गर्भवती महिला तथा क्षय रोगी को तो अपनी आवश्यकता पूरी करने के लिए (गर्भवती महिला को गर्भ की संतान के विकास के लिए तथा क्षय रोगी को शरीर की आन्तरिक निरंतर घटती अशक्ता की क्षति पूर्ति करने के लिए भोजन की अतिरिक्त आवश्यकता होती है।

उपवास के लाभ

उपवास वजन घटाने और मोटापा दूर करने का सबसे अचूक इलाज है। वेडौल शरीर कुछ ही दिनों में अपने सही अनुपात में आ जाता है।

वजन घटाने के लिए कम-से-कम दो दिन का उपवास रखें। पहले कुछ भी न खायें। केवल रसाहार पर रहें। बाद में एक समय भोजन करें, वह भी हल्का, सुपाच्य भोजन होना चाहिए। 15-20 दिन तक इसी क्रम को जारी रखें, अवश्य लाभ होगा।

उपवास से आंतों की कार्य क्षमता बढ़ती है और वे नियमित रूप से अपना कार्य करती हैं।

उपवास शरीर की सारी गंदगी को बाहर निकाल फेंकता है और शरीर को सभी पेट के रोगों से पेट के कारण उत्पन्न हुए रोगों से छुटकारा दिलाता है।

अतः स्वस्थता और नीरोग शरीर के लिए उपवास सचमुच एक बरदान है। इससे शरीर के विकास दूर होते हैं तथा शरीर कांतिवान, सुन्दर और सुडौल बनता है। अतः सप्ताह में एक बार उपवास का नियम अवश्य बनायें और दीर्घ समय तक निरोग और स्वस्थ रहें।

आहार का महत्व और उपयोगिता

आजकल खाद्य-पदार्थों को तैयार करने का तरीका विकृत हो गया है। धनी और मध्यम वर्ग के वे लोग जिनकी आर्थिक स्थिति अच्छी है, उनकी गृहिणियों को स्वादिष्ट भोजन बनाने के लिए प्रोत्साहन मिलता है। उनका बहुत-सा समय तरह-तरह के पकवान बनाने में व्यतीत होता है। इस प्रकार के 'स्वादिष्ट' पकवानों को पकाकर तैयार करने के कारण उनके पोषक-तत्व कम हो जाते है। साथ ही वे हज्म होने में भी भारी हो जाते हैं। अनेक बार उन्हें अधिक स्वादिष्ट बनाने के लिए तेल अथवा घी का अधिक उपयोग किया जाता है।

अधिकतर लोगों के अज्ञान के कारण ही भोजन के पोषक तत्वों के प्रति इस प्रकार की उपेक्षा होती है, इसमें सन्देह नहीं, किन्तु यह भी सच है कि इस दिशा में लोगों को जितना ध्यान देना चाहिए, उतना ध्यान नहीं देते। पोषक तत्वों की तरफ ध्यान आते ही, तुरन्त मँहगे, फल, मेवा घी, दूध और दही का ध्यान आता है। यह तो मानना ही पड़ता है कि उक्त वस्तुओं का हमारी खुराक में अभाव है। इसलिए रोज के व्यवहार की वस्तुओं में पोषक तत्त्व सुरक्षित रह सकें, इस प्रकार के तरीकों का उपयोग करना भोजन पकाने के लिए अब आवश्यक हो गया है।

चना, मूंग और मूंगफली आदि को पानी में रखकर अंकुर उगाने से उनमें पोषक तत्त्वों की वृद्धि की जा सकती है। शाक-भाजी और रोटी आदि को भी यदि उचित प्रकार से पकाया जाए तो उनमें पोषक तत्त्व बनाये जा सकते हैं—बहुत थोड़ी मात्रा में ही कम होंगे।

इस प्रकार भोजन पकाने के तरीकों में यदि थोड़ा-सा परिवर्तन कर दिया जावे तो रोज की खुराक में से ही अधिक पोषण मिल सकता है। यदि वास्तविक भूख लगी हो तो उस हालत में प्राकृतिक स्वाद ही अच्छा लगता है। यह बात ध्यान में रखनी आवश्यक है, जो स्वास्थ्य के लिए हितकर है।

इस प्रकरण में जिन विषयों के सम्बन्ध में जानकारी दी गई है, उनका प्रयोग हमारे चिकित्सालय में रोगी की सारसंभाल और इलाज करते समय उनकी स्थिति के अनुसार किये गये हैं। इस तरीके से तैयार किया गया आहार लेने से स्वास्थ्य को बनाये रखना भी सुगम हो जाता है।

रोगी और निरोगी—दोनों के लिए इस प्रकार की खुराक का महत्त्व और उपयोगिता एक जैसी है।

इस प्रकरण में भोजन बनाने के तरीके को नहीं बताया गया है। केवल इस विषय के अनेक उपयोगी नियम ही बताये गये हैं।

(1) जहां तक हो सके, वहां तक शरीर को भोजन के पोषक तस्वों के पूरा लाभ मिलना चाहिए। इसके लिए खुराक को उसके स्वाभाविक रूप में ही बनाये रखना चाहिए। उसे खूब चबाकर खाना आवश्यक है। संतुलित और अधिक भोजन न करने में दीर्घायु का रहस्य निहित है।

शरीर को बलवान और मजबूत बनाने के लोभ में पुष्टिकारक और पचने में भारी पड़ने वाले पदार्थ ग्रहण नहीं करने चाहिए। यदि इन्हें खाया जाएगा तो पाचन शक्ति को अधिक श्रम करना पड़ेगा और उससे न्यून मात्रा में पोषक-तत्त्व मिलेंगे।

अधिकांश भाग में पोषक तत्त्व बिना हज्म हुए शौच द्वारा शरीर से निकल जाते हैं। सारांश यह है कि पाचन-क्रिया दिनों दिन कमज़ोर पड़ती जाती है। उतनी ही खुराक लेनी चाहिए, जो सरलता से हज्म हो सके। इससे शरीर ओर स्वस्थ और मजबूत बनेगा।

(2) यह बात निर्विवाद है कि आहार ऐसा होना चाहिए, जो भोजन करने वाले को पसन्द आवे। सूखा, बासी और बेस्वाद भोजन का कमजोर रोगी के स्वास्थ्य पर बुरा असर पड़ता है। भोजन को स्वादिष्ट बनाने पर भी उसके पोषक तत्वों को जरा भी हानि नहीं पहुंचनी चाहिए। यह ध्यान रखना चाहिए कि पोषक तत्व ज्यों-के-त्यों बने रहें। यदि इतना न हो सके यह तो देखना ही चाहिए कि पोषक तत्वों को कम-से-कम क्षति पहुंचे। सामान्य तौर पर खाद्य-पदार्थ को घी अथवा तेल में तलकर या बधार कर स्वादिष्ट बनाया जाता है। इससे खाने में संयम रखना कठिन होता है और अधिक खाने को मन आकर्षित हो जाता है।

वास्तव में तो आहार का स्वाभाविक स्वाद अधिक अच्छा लगता है, किन्तु पड़ी हुई खराब आदत के कारण हम ऐसा कर नहीं सकते। इसलिए नयी आदत डालने और संयम बरतने की ही जरूरत है।

(3) एक बार जब भोजन करने बैंठे तब उस समय एक ही अनाज खाना चाहिए। गेहूं, ज्वार, बाजरा, चना और चावल इनमें से निश्चित कर एक ही पसन्द करना और सबको बारी-बारी से खाना चाहिए।

(4) रोटी और दाल, रसादार शाक अथवा ऐसे ही पतले पदार्थ में डुबाकर और भिगोकर खाने का तरीका ठीक नहीं है। रूखी रोटी को इतना अधिक चबाना चाहिए कि वह लार के साथ एकरस हो जाय और फिर अपने आप निगलने में आ जावे।

रोटी के साथ मक्खन, घी, तेल या कोई सूखी वस्तु ली जा सकती है। रोटी का ग्रास जब गले के नीचे उतर जाये, इसके बाद शाक का ग्रास बीच-बीच में लिया जा सकता है।

(5) भोजन में एक ही बार में तीन-चार से अधिक वस्तुएं नहीं होनी चाहिए।

(6) भोजन करते समय रसादार पदार्थ अधिक मात्रा में नहीं लेने चाहिए।

ऐसा करने से पेट का पाचक-रस पतला और कमजोर हो जाता है। गाढ़े और प्रवाही आहार को, भोजन में अलग-अलग लेना हितकर है।

(7) खाने के पहले और बाद में तुरन्त ही कठोर मानसिक या शारीरिक श्रम करना हानिकारक है। भोजन करने के बाद यदि परिश्रम कियाजाएगा तो शरीर की पूरी शक्ति पाचन क्रिया में नहीं लग सकती। सामान्यतौर पर भोजन करने के बाद थोड़ा आराम करना आवश्यक है। यदि शरीर थका हुआ हो तो भी थोड़ा आराम करना चाहिए। जब शरीर जरा हल्का पड़ जाय, तभी भोजन करना चाहिये।

(8) व्यथित दशा में पाचक-रस आवश्यक मात्रा में प्राप्त न होने से खाया हुआ भोजन ठीक प्रकार से पचता नहीं है। अतएवं ऐसी स्थिति में अथवा शोकावस्था में भोजन नहीं करना चाहिए अथवा थोड़ी मात्रा में ग्रहण करें।

(9) कई बार भोजन करने के समय भी बिल्कुल भूख मालूम नहीं होती। ऐसी दशा में थोड़ा भोजन ही करना उचित है। कारण है कि भूख न लगना, यह प्रगट करता है कि इसके पहले खाया हुआ भोजन पचा नहीं है। और उसे हजम होने के लिए अधिक समय देना आवश्यक है।

(10) निश्चित समय पर भोजन करने के बाद यदि असमय भूख लगी हो तो कुछ भी नहीं खाना चाहिए। पुरानी कुटेव के कारण ऐसा होता है और उस समय खाने से पेट भारी हो जाता है। ऐसे अवसर पर थोड़ा ठंडा पानी पीकर भूख शान्त कर लेनी चाहिए। ऐसा करने से बिना पची खुराक को पचने में सहायता मिलती है और फिर बराबर भूख लगती है। पानी पीने से भी यदि भूख शान्त न हो तो कुछ हल्का-फुलका खाना लेना जरूरी समझ लेना चाहिए।

(11) रोगी अथवा कमजोर पाचन-शकित वाले व्यक्तियों को एक ही बार में अधिक खुराक नहीं लेनी चाहिए। अधिक खुराक लेने से उसके पाचन-तंत्र पर अधिक भार पड़ जाता है। और वह कमजोर हो जाता है। ऐसी ली हुई खुराक भी अधिक लम्बे समय से और मुश्किल से हजम होती है। ऐसे लोगों को अपने पूरे दिन के भोजन को चार-पांच भागों में बांट लेना चाहिए। दिन में दो बार मुख्य भोजन लेना चाहिए, और तीन बार हल्का नाश्ता कर लेना चाहिए। इस प्रकार भोजन करना उचित होगा कि हर समय पेट हल्का रहे और थोड़ी भूख रहे। प्रत्येक खुराक के बीच में अधिक-से-अधिक तीन और कम-से-कम दो घंटे का अन्तर होना आवश्यक है। पहले लिया भोजन पचकर जब पेट को कुछ हल्का कर दे, तभी फिर से खाना चाहिए।

सामान्य तंदुरूस्त व्यक्ति को सबेरे भूख लगी हो तो हल्का नाश्ता ले ले और दोपहर तथा शाम को भोजन करना उचित होगा। ऐसा करने से खुराक को पचने के लिए आवश्यक समय मिलेगा। इतना ही नहीं, पाचन-तंत्र को आवश्यक आराम भी मिलता रहेगा।

मिश्रण (कौम्बिनेशन)

(1) रोटी या दूसरे किसी अनाज के साथ नीबू, नीबू का रस, इमली या कैरी जैसी वस्तुओं को सवेरे अथवा दोपहर भोजन के साथ लेना अच्छा है। खटाई के कारण स्टार्च पचाने में कठिनाई पैदा नहीं होती।

(2) दही, छाछ अथवा टमाटर जैसी वस्तुंए (जो कुछ खट्टी होती हैं) भोजन के बीच में न लेकर शुरू में ही लेना ठीक रहता है।

(3) अनाज के साथ यदि दूध-दही न खाया जावे तो इसे पाचन के लिए अच्छा माना जाता है।

खुराक तैयार करने का तरीका

1. गुड़ की राब (अमृत)

बनाने का तरीकाः एक किलो गुड़ का चूरा, उसमें 250 ग्राम पानी डालना चाहिए। चार-पांच घंटे के बाद उसे मंदी आंच में गर्म किया जाय। कुछ गाढ़ा होने पर जब एक तारकी चाशनी निकलने को हो, इसके पहले उसे उतार लेना चाएि। अपने आप कुछ ठंड़ा होने पर एक साफ कपड़े में उसे छान लेना चाहिए। ऐसा करने से कुड़ में जो कचड़ा होगा, वह सब निकल जाएगा। जब रस बिल्कुल ठंडा हो जाय, तब उसे एक साफ बोतल या मर्तबान में भर लिया जाये! जरूरत पड़ने पर उसका उपयोग करना चाहिए।

गुणः इसे दूध अथवा किसी भी प्रवाही पदार्थ में उचित मात्रा में डाल देना चाहिए। यह उसमें सरलता से मिल जायेगा। इस प्रकार उपयोग करने से गुड़ खाने से जो दांतों को क्षति पहुचंती है, वह नहीं होती और पेट में गुड़ का कचरा भी नहीं पहुंचता। इस विधि से तैयार की हुई राब आठ-दस दिन से अधिक नहीं टिक सकती। आठ-दस दिन बाद उसमें से थोड़ी गंध आने लगती है। इसलिए आठ दिन तक उपयोग में आने योग्य राब बनाना ही उचित है। इसके बाद आठ दिन के लिए फिर उतनी ही राब बना लेनी चाहिए। राब में से जैसे ही गंध आने लगे, वैसे ही तुरन्त उसे गर्म कर लेना चाहिए। इससे गंध दूर हो जाती है। ऐसी गर्म की हुई राब का उपयोग करने से कोई हानि नहीं।

2. नीबू का शर्बत

विधिः 2 तोला नीबू का रस, 3 तोला शहद अथवा गुड़ और 40 तोला पानी इनको मिलाकर शर्बत बन जायेगा। किसी खास अस्वस्थ व्यक्ति की दशा को ध्यान में रखकर गुढ़ या मधु की जगह 3 माशे नमक डालकर भी शर्बत बनाया जा सकता है। और रोगी को दिया जा सकता है। सवेरे भूखे पेट शर्बत पीने से अधिक

लाभ होता है।

गुणः इस शर्बत में नींबू होने से यह पाचन-क्रिया को ठीक करता है। और बड़ी आंत को थोड़े प्रमाण में साफ करता है। यदि शौच न होता हो तो इस शर्बत के प्रयोग से दस्त होता है। कब्ज के रोगी को तो इससे फायदा होता है। उपवास में सादा पानी पीने से यदि बेचैनी जैसी लगे या अरूचि मालूम हो, उस समय भी नींबू का पानी और मधु या गुड़ लाभदायक काम करता है।

3. दूध

प्रायः चार प्रकार के दूध का उपयोग किया जाता हैः

(1) कच्चा दूध

(2) एक उबाल लिया गया गर्म दूध,

(3) कुकर में भाप से गर्म किया गया दूध,

(4) धीमी आंच में गर्म किया हुआ दूध।

(1) कच्चा दूधः कच्चे दूध धारोष्ण दुहने के बाद तुरन्त ही लेना चाहिए। यदि गाय के स्वस्थ या स्वच्छ होने का सन्देह हो तो दूध को गर्म करने के बाद पीना चाहिए। कई बार दुग्ध-कल्प में कच्चा दूध का अंशतः अथवा पूर्ण रूप से उपयोग किया जाता है। इसके लिए दूध के बर्तन के आसपास भीगा हुआ कपड़ा बांध कर उसमें बालू रख दें, बालू भीगे हुए कपड़े पर अटकी रहनी चाहिये। इस बर्तन को ठंडी और खुली हवा में रख देना चाहि। ऐसा करने से हवा, ठंडी बालू या पानी के स्पर्श से ठंडी रहेगी और दूध के बर्तन की ओर बंधे हुए कपड़े की ठंडक को कायम रखेगी। बर्तन के ऊपर बंधा हुआ कपड़ा सूखना नहीं चाहिये। अतएव बीच-बीच में उस पर पानी छिड़कते रहना चाहिए।

दूध को इस प्रकार ठंड़ा रखने से उसका स्वाद बना रहेगा। उसे बिगड़ने से बचाने के लिए यह उत्तम तरीका है।

गुणः धारोष्ण अथवा कच्चा दूध सारक है। दुग्ध-कल्प में जिन्हें पतला दस्त न होता हो, उन्हें धारोष्ण तथा उक्त विधि से ठंडा किया हुआ कच्चा दूध उपयोग में लाना चाहिए। कच्चे दूध का आग से बिल्कुल स्पर्श नहीं होता, इससे उसमें विटामिन 'सी' पूर्ण मात्रा में सुरक्षित रहता है।

(2) एक ताप से उबाल आये दूध का उपयोगः इस तरीके से दूध गर्म करने की क्रिया से दूध में एक उफान आते ही उसे उतार लेना चाहिये और फिर तुरन्त उसे ढक देना चाहिये।

गुणः दूध पर पतली मलाई की पर्त छा जाने से बाहर की हवा दूध को दूषित नहीं कर सकती। इससे दूध में विटामिन सुरक्षित रहते हैं। यह लाभ दूध को तुरन्त ढक देने से भी मिलता है।

(3) कुकर में भाप से गर्म किया गया दूधः कुकर का पानी जब उबल जाता है, तब भाप तैयार हो जाती है। भाप उचित रूप से तैयार होने के बाद चालीस से साठ मिनट तक दूध को कुकर में नहीं रखना चाहिए। नहीं तो अधिक पक जाने पर वह कब्ज कर सकता है।

गुणः कुकर में गर्म किये गये दूध में सीधे गर्म किये गये दूध की अपेक्षा अधिक विटामिन्स होते हैं। ऐसा दूध सारक भी होता है। सीधे तपे हुए दूध में विटामिन 'सी' नष्ट हो जाता है।, जबकि कुकर में वह अधिक मात्रा में सुरक्षित रहता है। दुग्ध कल्प करने वालों को कुकर में गर्म किये गये दूध को उपयोग में लाना चाहिए।

(4) धीमी आंच में गर्म किया गया दूधः धीमी आंच में दूध को यदि देर तक गर्म किया जाय तो उसका रंग बादामी हो जाता है, और उसके ऊपर रोटी जैसी मोटी मलाई आ जाती है।

गुणः ऐसा दूध नहीं पीना चाहिए। यह सरलता से हज्म नहीं होता और फलस्वरूप कब्ज करता है। उसमें से विटामिन 'सी' पूरी तरह से नष्ट हो चुकता है।

जिस दूध का दही बनाकर मक्खन निकालना हो, उसी को धीमी आंच में गर्म करके काम में लाना चाहिए।

4. दही

दही बनाने के विधिः मौसम और आबहवा का ध्यान रखकर साधारण तपाये हुए दूध में जामन डाल देना चाहिए। जामन के लिए छाछ अथवा दही का पानी उपयोग में लाना चाहिए। ग्रीष्म ऋतु में दही तीन-चार घंटे में सहज रूप से तैयार हो जाता है। किन्तु शीतकाल में दही जमाने के लिए दूध की गर्माहट और जामन की मात्रा के विषय में खास ध्यान रखना पड़ता है। दूध में जामन बराबर भली भांति मिल जाय। इसके लि दूध को एक बर्तन में से दूसरे बर्तन में तीन-चार मिनट तक ढालते रहना चाहिये। इस प्रकार तैयार किये दूध को एक या अधिक बर्तनों में भरकर गर्म स्थान में रखना आवश्यक है। गर्मी और जामन की मात्रा के अनुसार दही चार, आठ या बारह घंटे में जमकर तैयार हो जाएगा।

दही का उपयोग करने से पहले उसे छोटी रई से सहज रीति से मथ लेना चाहिए। ऐसा करने से दही के अधिकांश कण टूट जाएंगे और वह बराबर एक-रूप हो जाएगा। इस प्रकार के बिलोये पतले दही को 'मट्ठा' भी कहते हैं।

दही, दूध की अपेक्षा हल्का माना जाता है। ग्रीष्मकाल में दूध की अपेक्षा, दही का उपयोग अधिक होता है। पेचिश में और दुग्ध-कल्प के प्रयोग से पतला शौच अधिक और बार-बार होने लगता है। उसे रोकने के लिए भी दही का उपयोग किया जाता है। दमा के रोगी का, जब दमा का दौर समाप्त हो जाता है, तब दूध के बजाय मीठा दही अधिक उपयोगी रहता है। संग्रहणी के रोगी को भी मट्ठा से लाभ होता है।

5. मट्ठा

मट्ठे के प्रकार: (1) केवल दही को छोटी रई से मथकर पतला किया हुआ मठा।

(2) एक किलो दही को मथकर उसमें 250 ग्राम से आधा किलोग्राम पानी डालकर तैयार किया मठा।

गुण: दही को मट्ठे के रूप में ग्रहण करने से वह दही की अपेक्षा सरलता से हज्म हो जाता है। दही को जब मथा जाता है, तब उसमें थोड़ी मात्रा में हवा भी मिल जाती है। इससे पाचक रस दही के लघु कणों में सरलता से समा जाते हैं। अतः मट्ठा जल्दी पच जाता है।

6. छाछ

बनाने का तरीका: दही को रई अथवा बिलोनी से मथकर उसमें से पर्याप्त मक्खन निकाल लिया जाता है। दही में से मक्खन निकालने के लिए जितना दही हो, उसका आधी मात्रा में पानी मिलाना चाहिए। जितना मक्खन निकले, उतना पानी पुनः डाल देना चाहिए। यदि दस किलो दही में से आधा किलो मक्खन निकालना हो तो उस छाछ में पांच किलो नहीं बल्कि साढ़े पांच किलो पानी होना आवश्यक है।

गुण: छाछ में मांस-पेशियों को सुदृढ़ बनाने का गुण होता है। दही और दूध में तो ये गुण होते ही हैं, किन्तु मक्खन निकली हुई छाछ में भी ये गुण जैसे के तैसे सुरक्षित रहते हैं।

संग्रहणी और इसी तरह के पेचिश जैसे रोगों में छाछ का उपयोग किया जाता है। शरीर की थोड़ी शुद्धि कर लेने के बाद छाछ कल्प भी कराया जा सकता है। ऐसा करने से एक तरफ तो शुद्धि की क्रिया होती रहती है और दूसरी ओर रोगी को कुछ पोषण भी मिलता रहता है। छाछ में मक्खन के अतिरिक्त दूध के तत्व भी पर्याप्त मात्रा में रहते हैं। गरीबों के लिए छाछ वास्तव में आशीर्वाद के रूप में है।

7. गेहूं की कॉफी:

पाउडर अथवा चूरा बनाने का तरीका: साफ किये हुए गेहूं को तवे पर धीमी आंच पर, बिल्कुल काले पड़ जायं, तब तक सेकना चाहिए। गेहूं के ये दाने बाहर और भीतर से पूरे तौर पर काले हो जाने चाहिए। इन दोनों को पीसकर उपयोग में लाना चाहिए।

मात्रा: कॉफी में दूध और पानी कितनी मात्रा में डालना चाहिए—यह रोगी की स्थिति पर आधारित है। सामान्य तौर पर निम्नलिखित तीन माप के प्रमाण में काफी बनायी जाती है:

	दूध	पानी	गुड़ की राब	कॉफी का पाउडर या चूरा
	तोला	तोला	तोला	तोला
प्रकार 1	10	20	2	011 (आधा तोला)
प्रकार 2	10	5	1½ (डेढ़)	011 (आधा तोला)
प्रकार 3	5	10	1½ (डेढ़)	011 (आधा तोला)

वनाने की विधिः चूरे में आवश्यक मात्रा में पानी डालकर गर्म करना चाहिए। इसके बाद पानी नीचे उतार लें। उसमें ऊपर लिखे परिणाम के अनुसार दूध और गुड़ की राब डाल दें। इसके बाद उसे तारों की जालीवाली छलनी से छान लें। छानने के लिए कपड़े का उपयोग भी किया जा सकता है, किन्तु कपड़े से छानने पर दूध की मलाई भी छन जायगी।

सूचना—कॉफी वनाते समय 2 से 5 तोले तक पानी अधिक लेना चाहिए। कारण, उबालते समय पानी भाप वनकर उड़ गया हो तो ऐसा करने से जितना चाहिए, उतना पानी बाकी रहेगा।

गुण—चाय, कॉफी और कोको आदि पीने के व्यसन में फंसे लोगों को, इन्हें छुड़ाने के लिए इस प्रकार की कॉफी का उपयोग किया जा सकता है। इससे शरीर को भी किसी प्रकार की हानि नहीं होती। यह पीने में स्वादिष्ट होने के अतिरिक्त वायु-नाशक है। पचाने में दूध की अपेक्षा हल्की लें।

8. तुलसी का काढा

प्रकार	दूध तोला	काढ़े के लिए पानी तोला	गुड़ की राब तोला	तुलसी के पत्ते तोला
1.	10	10	2	3 माशे
2.	10	5	डेढ़	3 माशे
3.	5.	10	डेढ़	3 माशे

लें, ताकि हाजत होने पर शीर्घ पाखान जाया जा सके।

वनाने की विधि—तुलसी के पत्तों का अर्क पानी में बराबर उबालें। इसके लिए उचित मात्रा में पानी लेकर उसमें तुलसी के पत्तों को भली भांति उबालना चाहिए। इस पानी को तार की जाली वाली छलनी से अथवा कपड़े में छान लेना चाहिए। इसके बाद उपयुक्त परिमाण के अनुसार गर्म दूध और गुड़ की राब डाल देना चाहिए।

काढ़े का पानी बनाते समय पांच तोला पानी अधिक लेना चाहिए। उसके बाद आवश्यकतानुसार पानी रहने पर काढ़े को उतार लेना चाहिए।

सूचनाः काढ़े का पानी, दूध इसी प्रकार गुढ़ की राब उचित परिमाण में रोगी की स्थिति के अनुसार फेरफार किया जा सकता है।

गुणः तुलसी में कफ को नष्ट करने के गुण हैं। इसमें सर्दी खांसी और सांस रोग के रोगियों के लिए यह काढ़ा लाभदायक है।

9. हरी चाय

इसकी पत्तियां लम्बी और घास की अपेक्षा लगभग दुगुनी चौड़ी होती हैं। देखने में यह घास चाय जैसी लगती है।

इसका अर्क पानी में उतारने के लिए 20 तोले पानी में दो तोला हरी चाय डालकर पानी में बराबर खौलाना चाहिए।

इस पानी को तार की जाली वाली छलनी से अथवा कपड़े से छानकर इच्छित मात्रा में गुड़ और दूध मिला लेना चाहिए। हरी चाय में भी गुड़ और दूध का परिणाम कॉफी और काढ़े जितना ही रखिये।

गुणः यह चाय सरलता से पच जाती है। बुखार से मुक्त हुए रोगी को यह चाय देने से लाभ होता है। इस प्रकार की चाय में से विशिष्ट प्रकार की मन-पसन्द सुगन्ध आती है।

10. सूप

बनाने का तरीकाः तीस तोला सूप बनाने के लिए निम्नलिखित वस्तुएं आवश्यक हैं:

(1) हरी भाजी (मैथी, पालक, धनिया, मूली आदि) 20 तोले की मात्रा में बारीक काट लेना चाहिए।

(2) शाक और फल (गालर, टमाटर, लौकी, मूली, तोरई आदि) 10 तोला छीलकर बारीक काट लेनी चाहिए।

(3) 40 तोला पानी।

ऊपर लिखी वस्तुओं को एकत्रित कर कुकर में रांधने के लिए रख देना चाहिए। रंधने के पश्चात् उसे ठंडा होने देना चाहिए। फिर इसके बाद उनका अर्क पानी में उतारने के लिए उन्हें खूब मसलना चाहिए। इस लुगदी को एक बर्तन में एक साफ कपड़े से छान लेना चाहिए। अब उसमें आधे से एक तोला जितना अदरक है। नींबू का रस मिलाने से सूप गुणकारी और स्वादिष्ट बन जायेगा।

सूचनाः (1) सूप में हरे धनिये का उपयोग करना आवश्यक है।

(2) हरी भाजी न मिले तो उनकी जगह अधिक टमाटरों का उपयोग किया जा सकता है। ऊपर लिखित भाजियों में से मौसम के अनुसार जो सरलता से मिल जाये, उसका उपयोग करना चाहिए।

(3) आवश्यक हो तो केवल गाजर और टमाटरों को इकट्ठा कर अथवा दोनों को अलग-अलग सूप भी बनाया जा सकता है।

गुणः यदि फल मंहगे हो और सरलता से न मिलते हों, तब अलग-अलग तरह

से सूप से भली भांति काम चलाया जा सकता है। जैसे कि फल की जगह गाजर या टमाटर का सूप लिया जा सकता है। हरी भाजी के सूप में क्षार और नमक भी अधिक मात्रा में रहते हें। इससे खाज और खुजली तथा शरीर की शुद्धि के लिए इनका उपयोग भली भांति किया जा सकता है। अशक्त रोगों के लिए यह पेय अधिक गुणकारी है।

11. कच्चे शाक-भाजी का रस

बनाने की विधि—गाजर, टमाटर, ककड़ी जैसे फल, इसी प्रकार पालक, मैथी, धनिया जैसी हरी भाजी, आदि की आवश्यक मात्रा लेकर जल में बराबर कूटकर फिर लुगदी को साफ मोटे कपड़े में रखकन निचोड़ लेना चाहिए और इस प्रकार रस एकत्र कर लेना चाहिए। रस निकालने के लिए विशेष मशीन से भी रस निकाला जा सकता है। हरी भाजी में धनिया की मात्रा, अन्य भाजियों का आठवां भाग जितना रखना जरूरी है।

कच्ची शाक-भाजी का रस कुछ कड़वा और बिना स्वाद का लगता है। इसलिए उसके साथ मट्ठा, छाछ, अथवा दही मिलाया जा सकता है। दस तोले रस में पांच तोला दही या पांच से दस तोला जितनी छाछ पर्याप्त होती है।

गाजर, टमाटर, तथा ककड़ी आदि फल जैसे शाक के रस में दही मिलाने की जरूरत नहीं होती। इसमें मधु या गुड़ डाला जा सकता है। तीस तोले रस में तीन तोले गुड़ अथवा मधु मिलाया जाना पर्याप्त होगा।

गुण: मूत्राशय (किडनी) के रोगों में ककड़ी के रस से बहुत लाभ होता है। कच्ची गाजर में विटामिन्स अधिक मात्रा में होते हैं। गाजर के रस में यदि कच्चे आंवले का रस मिला दिया जाय तो वह रस संतरे के रस जितना गुणकारी बन जाता है।

हरी भाजी या फलों का रस उपयोग करने से शरीर को उसके पौषक तत्वों का लाभ प्राप्त होता है।

सूचना: (1) जो शाक-भाजी कच्ची खायी जा सकती हो, उसी का रस निकालना चाहिए।

(2) रस निकालने के लिए ताजी शाक-भाजी होनी चाहिए। बासी शाक-भाजी के रस में गुण और स्वाद दोनों ही घट जाते हैं।

(3) कच्चे शाक-भाजी का रस उचित अनुपात में ही लेना चाहिए। यदि अधिक मात्रा में इनका सेवन किया जायेगा तो दस्त लग जाना संभव हो जाता है।

(4) पेचिश और संग्रहणी के मरीज को शाक-भाजी के रस के साथ उचित अनुपात में दही सेवन कराना चाहिए। दही के बदले, दही से दुगुनी मात्रा में छाछ या मट्ठा भी दिया जा सकता है।

12. फलों का रस

विधि: संतरा, मोसम्बी और भिगोई हुई द्राक्ष अथवा हरे अंगूरों का रस निकालने के लिए कांच का या कलई किया हुआ लोहे का सांचा तैयार मिलता है। उससे इनका रस सरलता से निकाला जा सकता है सांचा न मिले तो संतरे या मोसम्बी की फांकें निकाल लें। फिर उन्हें गाढ़े, साफ और मजबूत कपड़े में रखें। इस प्रकार निचोड़ कर रस निकाला जा सकता है। इसी प्रकार हरे अंगूरों को धोकर साफ कपड़े में रखकर निचोड़ कर उनका रस निकाला जा सकता है।

काली द्राक्ष का रस निकालने के लिए उन्हें बारह घंटे तक पानी में डुबाकर रखना चाहिए। अन्यथा उनका रस नहीं निकाला जा सकता।

गुण: जब रोगी की दशा ऐसी हो कि वह दूध भी हज्म न कर सके तो ऐसी स्थिति में उचित परिणाम में फलों का रस सेवन कराने से पर्याप्त लाभ होता है। इससे रोगी को पोषण और शुद्धि दोनों का लाभ सहज ही प्राप्त होता है।

शरीर की शुद्धि के लिए द्राक्ष का रस उत्तम माना जाता है। उसके बाद संतरे के रस का स्थान है। बहुमूत्र के मरीज के लिए संतरे का रस अधिक लाभप्रद है।

13. शाक

बनाने का तरीका: (1) 20 तोले हरे पत्ते वाली भाजी (पालक, मेथी, मूली, धनिया आदि।)

(2) 20 तोले शाक (गाजर, टमाटर, लौकी, बैंगन, तोरई, आदि)

(3) आधा तोला नमक, 3 माशे हल्दी और धनिया का चूरा।

सूचना: यदि कुकर में शाक पकाना हो तो उसमें पानी बिल्कुल न डाले।

गुण: कच्चा और अधिक देर तक पकाया हुआ दोनों प्रकार का शाक स्वास्थ्य के लिए हानिकारक है। कच्चा रह गया शाक पचाने में आमाशय और आंतों को अधिक श्रम करना पड़ता है और कष्टदायक भी होता है। इसके अलावा उस पाचक-रस का असर पर्याप्त मात्रा में न होने से शरीर को पूरा पोषण नहीं मिलता, क्योंकि सेवन किया हुआ आहार पूरी तरह हज्म हुए बिना निकल जाता है। फिर अधिक देर तक पकाने से शाक के पाचक तत्व नष्ट हो जाते हैं। उसमें क्षार आदि तत्व भी कम हो जाते हैं।

कच्चे रह गए शाक में, शाक का स्वाभाविक स्वाद और गंध नहीं आती। अधिक देर तक पकाये शाक में ये दोनों ही नष्ट हो जाते हैं।

संक्षेप में यह कि शाक का यदि पूरा-पूरा लाभ प्राप्त करना हो तो उसे उचित हद तक ही पकाना चाहिए।

14. चूरमा (चूरा)

बनाने का तरीका: कच्चा खाने योग्य ताजी शाक भाजी में ही चूरमा (कचूमर) बनाना चाहिए। ककड़ी, गाजर, मूली, प्याज, टमाटर और गोभी का फूल जैसे शाक और पालक, मूली, धनिया, बथुआ और गोभी आदि का उपयोग चूरा बनाने में किया जा सकता है।

परिमाण—	टमाटर	15 तोला
	शाक	5 तोला
	हरी भाजी धनिया	5 5 तोला
	नारियल की गिरी (हरी)	6 तोला

रोज के आहार में पांच से दस तोले जितना चूरा सेवन करना चाहिए।

गुण: शाक भाजी को पकाने से उसके जो पोषक तत्व नष्ट हो जाते हैं, उसकी पूर्ति चूरे से भली भांति हो जाती है।

जिन्हें अधिक समय से कब्ज की शिकायत हो या जिन्हें कब्ज होना शुरू हुआ हो, ऐसे रोगियों को चूरे का सेवन करने से दस्त साफ होता है। दांतों और मसूढ़ों को भी इससे पोषण प्राप्त होता है। साथ-साथ चबाने की क्रिया से वे मजबूत भी होते हैं।

सूचना: चूरा कितना खाना चाहिए। इस विषय में सावधानी बरतनी चाहिए। उसे खूब चबाकर खाना आवश्यक है। चूरा बनाने के लिए व्यवहार में लाये जाने वाले शाक-भाजी में मौसम के अनुसार परिवर्तन किया जा सकता है।

15. अंकुरित अनाज

बनाने का तरीका: मूँग, चना, गेहूं, ज्वार, बाजरा, मूंगफली के दाने आदि को बारह घंटे तक पानी में भिगोये रखें। इसके बाद उन्हें पानी में से निकाल कर थैली में भर दें। फिर उस थैली को, जहां ठंड़ी हवा नहीं लगे, ऐसी गर्म जगह में लटका दें। मूँग के अंकुर, बारह घंटे में फूट निकलते हैं। अन्य अनाजों में से ग्रीष्म-काल में 24 घंटे में और शीतकाल में 36 घंटों में अंकुर निकल आते हैं।

लाभ: ऐसा करने के फलस्वरूप अंकुरित अनाज के विटामिन्स ए, बी, और सी में वृद्धि की जा सकती है। कच्चा खाने से इनका लाभ मिलता है।

सूचना: जिस पानी में अनाज भिगोया हो, उस पानी को फेंके नहीं। उसका उपयोग आटा सानने अथवा शाक पकाने में कर लें। कारण, इस पानी में भी अनेक क्षार और पोषक तत्व होते हैं।

16. पूर्णान्न रोटी

बनाने की विधि: पूर्णान्न रोटी बनाने के लिए निम्नलिखित वस्तुओं की जरूरत पड़ती है:

(1) 10 तोले गेहूं, ज्वार, बाजरे या मक्का का मोटा आटा।

(2) 10 तोले शाक, 5-10 तोले हरे पत्तोंवाली भाजी। शाक को छीलकर छोटे-छोटे टुकड़ों में काट लें और भाजी को भी बारीक काट लें।

(3) एक तोला अंकुरित मूंग को मोटे रूप में घोंट कर अथवा सिल पर पीसकर मिला दें।

(4) एक तोला अंकुरित मूँगफली-दाने इन्हें भी मोटा पीस कर मिला दें।

(5) 2 तोला हरे नारियल की गिरी और एक तोला सूखा खोपड़ा। (बारीक किया हुआ)

(6) 3 माशे खाने का सोड़ा। सोड़े को थोड़े पानी से घोल लें, फिर कपड़े से छानकर मिला दें।

(7) आधा तोला नमक।

उपर्युक्त सभी वस्तुओं में बराबर मिल जाने के लिए पानी न डालना पड़े, इसी तरह की भाजी पसन्द करें। भाजी की छीलने से निकले हुए पानी में आटा भीग जाना चाहिए।

ऊपर लिखी सभी वस्तुओं को एकरस कर लें। फिर तेल चुपड़ी हुई थाली में पाव इंच (¼) इंच जितना मोटा स्तर जमालें। इस थाली को कुकर में रख देना चाहिए। कुकर की भाप का पानी रोटी पर न पड़े। इसलिए थाली को एक ढक्कन से ढक देना चाहिए।

सूचना: अधिक परिमाण में रोटियां बनानी हों, तो भी ऊपर बताये गए माप जान लेने चाहिए।

गुण: पूर्णान्न रोटी को कुकर में पकाया जाता है, इसलिए तवे पर पकाई रोटी की अपेक्षा इसमें पोषक तत्व अधिक मात्रा में सुरक्षित रहते हैं। पूर्णान्न रोटी पूरा आहार है, कारण यह है कि इसमें अनाज (कार्बोहाइड्रेट), मूंग (प्रोटीन), मूंगफली (चर्बी), भाजी (क्षार और नमक) आदि सभी वस्तुएं मौजूद होती हैं। सामान्य रोटी के अपेक्षा यह रोटी सरलता से पच जाती है।

17. पूर्णान्न खिचड़ी

बनाने की विधि: पहले नीचे बतायी गई वस्तुओं का मिश्रण तैयार करें फिर ढक्कन वाले बर्तन में रखकर बर्तन को कुकर में रख दें।

(1) 10 तोले अंकुरित अनाज (ज्वार, बाजरा या गेहूं—इन तीनों में से एक)।

(2) 3 तोले अंकुरित मूंग,

(3) 1 तोले अंकुरित मूंगफली-दाने,

(4) 2 तोले कच्चे नारियत की गिरी अथवा एक तोला सूखा हुआ खौपड़ा। इसके बारीक टुकड़े करके डाल दें।

(5) 30 तोले पानी।

(6) 1 तोला नमक।

गुण: इस खिचड़ी में अंकुरित अनाज, मूंग और मूंगफली होने से, यह सामान्य खिचड़ी की अपेक्षा अधिक गुणकारी है। अन्तड़ियों को साफ करने में यह बहुत सहायक सिद्ध हुई है। अंकुरित अनाज में रहने वाले पोषक तत्वों के विषय में पहले ही बताया जा चुका है।

18. सादी खिचड़ी

बनाने का तरीका:

(1) 10 तोले चावल,

(2) 5 तोले अंकुरित मूँग,

(3) 1 तोला अंकुरित मूंगफली,

(4) 4-5 तोले पानी (कुकर में) कुकर के अतिरिक्त पकाने के लिए 60 तोले पानी,

(5) 3 माशे नमक।

ऊपर लिखी वस्तुओं को एकत्रित कर इनको मिलालें और एक डिब्बे में बन्द करके फिर डिब्बे को कुकर में रख दें।

गुण: तंदुरूस्त व्यक्ति, एक दिन के उपवास के बाद अपना आहार खिचड़ी से शुरू कर सकता है। मूँग और मूंगफली के कारण यह खिचड़ी दस्त साफ लाने में सहायक होती है।

19. थूली

वनाने की विधि: चक्की में गेहूं का दलिया दलकर उसे छान लें और साफ कर लें। इस थूली को पानी में पकाया जा सकता है।

परिणाम: पांच तोला थूली कुकर में पकानी हो तो उसके लिए 15 तोला पानी, 3 माशे गुड़ अथवा एक तोला नमक डाल देना चाहिए।

5 तोला थूली सिगड़ी पर पकाने के लिए 20 तोले पानी 3 तोले गुड़ या 1 तोला नमक उसमें डाल दें।

गुण: थूली में गेंहू के सभी पोपक तत्व सुरक्षित रहते हैं। रोटी से यह अधिक स्वादिष्ट लगती है और पचने में भी हल्की होती है। थूली को खूब चबाते हुए खाना चाहिए। सामान्य कब्ज जिन्हें रहता हो, उन्हें थूली खाने से लाभ पहुंचता है।

20. रोटी

रोटी बनाने के लिए चक्की द्वारा हाथ से पिसा आटा काम में लाना चाहिए। जहां तक हो वहां तक आटा ताजा ही प्रयोग करना चाहिए। आटे को पहली बार छानने पर जो मोटा अंश निकले, उसे साफ कर फिर से पीस कर आटे में डाल देना चाहिए। अनाज के छिलके वाले अंश में क्षार, विटामिन और प्रोटीन रहता है।

आटा गूंदने के लिए पानी का माप (परिणाम)

आटा	पानी
10 तोले गेहूं के आटे के लिए	11 तोले पानी
10 तोले ज्वार के आटे के लिए	10 तोले पानी
10 तोले बाजरे के आटे के लिए	10 तोले पानी

गेहूं की रोटी बनाने के लिए आटे को दो-तीन घंटे तक गीला रखना चाहिए। ऐसा करने से रोटी स्वादिष्ट बनती है और बराबर फूलती है।

ज्वार और बाजरा के आटे में चिकनाहट कम होती है। इसलिए इनके आटे को गूंथने से पहले गर्म किये हुए पानी का उपयोग करना चाहिए। गर्म पानी के प्रयोग से आटा मुलायम हो जाता है, आटा ठंडा होने पर उसकी रोटियां सेक लेना चाहिए।

रोटी के अन्दर और नीचे की पर्त मोटी होने से उस पर गर्मी का असर रोटी की ऊपरी पर्त की अपेक्षा कम होता है। इसलिए सिगड़ी पर पकाई रोटी की अपेक्षा रोटी के पोषक तत्वों का कम विनाश होता है। रोटी अधिक स्वादिष्ट भी होती है। यह ध्यान रखना आवश्यक है कि कहीं रोटी कच्ची न रह जाय। कच्ची रोटी से शरीर को लाभ के बजाय हानि अधिक होती है।

21. केक

विधिः (1) 250 ग्राम गेहूं का आटा, (2) 4 तोले मक्खन घी या तेल (3) 10 तोले गुड़, और (4) 30 तोले छाछ।

पहले आटे में मक्खन, घी या तेल को बराबर मिला देना चाहिए। आटे में एक भी गांठ नहीं रह जाय, इसका विशेष ध्यान रखना आवश्यक है। इसके बाद छाछ में गुड़ मिला लेना चाहिए। इस गुड़ मिली छाछ से आटा गूंद लेना चाहिये। अब आटे को 24 घंटे तक इसी हालत में रखा रहने देना आवश्यक है। खमीर उठने पर उसमें आधा चम्मच खाने का सोड़ा डाल कर खूब मसलना चाहिए। अन्त में एक थाली में घी या तेल चुपड़कर, उसमें आटा फैला देना चाहिए। फैलाये हुए आटे की पर्त की मोटाई एक चौथाई अथवा एक तिहाई इंच होना चाहिए।

कुकर में यह केक एक घंटे में पक जाता है। कुकर में से निकाल लेने के बाद उसे

ठंडा हो जाने दें। फिर इच्छानुसार आकार के उसके टुकड़े काट लें।

22. साबूदाना

पकाने के लिए वस्तुओं का मापः 3 तोला साबूदाना, कुकर में पकाने के लिए 15 तोले पानी। किन्तु सिगड़ी पर पकाने के लिए 20 तोले पानी आवश्यक होगा।

गुणः कमजोर आंतों वाले और पेचिश के कारण जिसकी आंतों के भीतर छाले पड़ गये हों, उनको साबूदाना दिया जाता ह। साबूदाना मुलायम होने से कोई कष्ट नहीं देता। पेचिश और संग्रहणी के रोगों के लिए इसका सेवन कराया जाता है। साबूदाना पचाने में हल्का और दस्त रोकने वाला होता है।

23. मक्खन

मक्खन बनाने के लिए जिस दही का उपयोग किया जाय, उसे बनाने के लिए दूध को तीन-चार घंटे तक धीमी आंच पर गर्म करना चाहिए। इससे दूध के ऊपर रोटी जैसी मोटी मलाई की पर्त छा जाएगी।

इस दूध के ठंडे हो जाने पर उसमें अनुपात के अनुसार मात्रा में छाछ अथवा दही को मिलाना हो तो उसको मथकर थोड़ा पतला कर लेना चाहिए।

दही जब अच्छी तरह जम जाता है, तब उसमें से एक प्रकार की सुगंधि आने लगती है।

दही को बिलोने की क्रिया सूर्योदय से पहले कर लेनी चाहिए। मक्खन निकालने के लिए ठंडे पानी का उपयोग किया जाता है। शीतकाल में दही को मथने के बाद मक्खन को ऊपर लाने के लिए, यदि आवश्यक गर्मी पैदा नहीं हुई हो तो गर्मी पहुंचाकर मक्खन को ऊपर लाने के लिए गर्म पानी का प्रयोग किया जाता है।

मक्खन को बाहर निकालने के बाद उसे ठंडे पानी में ही रखना चाहिए। यदि मक्खन को तीन-चार दिन रखना हो तो पानी प्रतिदिन बदल देना चाहिए। मक्खन में यदि थोड़ा सा नमक डाल दिया जाय तो वह जल्दी नहीं बिगड़ता।

गुणः मक्खन, घी की अपेक्षा पचने में हलका होता है। कमजोर रोगी जब अधिक मात्रा में दूध या दही हज्म करने में असमर्थ होता है, तब ऐसी स्थिति में उसका वजन और शक्ति बढ़ाने के लिए कई बार मक्खन का उपयोग किया जाता है।

24. सूखा मेवा

छोटी तथा बड़ी द्राक्ष (किशमिश), काली द्राक्ष, खजूर, अंजीर और खूबानी आदि में से जिसे भिगोये रखना तो, उसे पानी से खूब धोकर साफ कर लेना चाहिए। इसके बाद उसे 12 घंटे तक पानी में डुबाकर रखना आवश्यक है। मेवा, पानी में लगभग डूबा रहे, उतना ही पानी लेना चाहिए। मेवा, जिस पानी में फुलाया हो, उस पानी में मेवा का अंश उतर आता है। अतएवं उस पानी को फेंकना

उचित नहीं होता, उसे पी जाना चाहिए।

गुणः सूखे मेवे को भिगोकर रखने से उसमें ताजगी आ जाती है। बराबर भिगोकर रखने के कारण मेवा में पानी समा जाता है और वह फूल जाता है। उसके मीठेपन की तीव्रता सहज ही कम हो जाती है और खाते समय दांतों में नहीं भरती। इस प्रकार दांतों का भी रक्षण हो जाता है। सूखे मेवे की अपेक्षा इस प्रकार भिगोकर फुलाया मेवा पचने में हलका होता है।

25. चटनी

विधि: 5 तोले खोपरा, 5 तोले गाजर अथवा टमाटर, 1-2 तोले हरा धनिया, एक तोला अदरक और आधे तोला लहसन तथा थोड़ा-सा नमक।

इन सबको मिलाकर पीसकर चटनी बनाई जाती है।

गुण: प्रचलित मान्यता है कि मुख्य भोजन के प्रति रूचि बढ़ाने के लिए चटनी खाई जाती है। एक बार के भोजन में एक-दो तोला चटनी का सेवन पर्याप्त है।

यह चटनी पेट को साफ करने का काम करती है। मन्दाग्नि और दमा के रोगियों के लिए यदि चटनी बनानी हो तो खोपरा केवल एक-दो तोले डालना पर्याप्त है। बिल्कुल ही न डाला जाय तो भी कोई हानि नहीं। अन्य वस्तुएं ऊपर लिखे अनुपात में ही रखनी चाहिए।

स्वस्थ रहने के कुछ सरल उपाय

इस आधुनिक युग में मनुष्य का जीवन बिल्कुल ही कृत्रिम हो गया है। आवश्यकता की छोटी-से-छोटी वस्तु के लिए भी आज का मनुष्य यंत्र और मशीनों का सहारा लेकर उसे पूरा कर लेता है। सुख-ऐश्वर्य, आराम और बिलासिता की इतनी सारी वस्तुंए निर्मित हो गईं हैं कि आदमी उनमें खो गया है।

मनुष्य का मेहनतकश शरीर विलासिता और आराम की सुविधाओं में शिथिल और पंगु होता हा रहा है। जवानी में पैर रखते ही भिन्न-भिन्न प्रकार के रोग घेर लेते हैं। एक क़दम चल कर उसे वाहन की आवश्यकता महसूस होने लगती है। आंखों का नूर फीका पड़ने लगता है।

कहने का तात्पर्य यह है कि ऐसी आराम की सुविधाओं के आदी बनकर हम अपने शरीर की प्राकृतिक शक्ति को खो बैठते हैं। शरीर की आवश्यकता के मुताबिक हम शारीरिक श्रम करने से घबराते हैं। शरीर की मांग के अनुसारउसे अनुकूल भोजन व्यायाम, नियमित दिनचर्या के नियमों का पालन नहीं कर पाते। फलस्वरूप शरीर की प्राकृतिक शक्ति, सामर्थ्य, चुस्ती-फुर्ती, रोग-प्रतिरोध शक्ति, सौंदर्य आदि का ह्रास होने लगता है।

अतः स्वस्थ-नीरोग रहने के लिए हमें उचित मात्रा में शारीरिक श्रम और दिनचर्या की नियमितता का ध्यान तो अवश्य ही रखना चाहिए। शरीर के प्रति लापरवाही बरतना ठीक नहीं। औषधियों और इंजेक्शनों से रोग प्रतिरोध शक्ति अस्थायी तौर पर भले ही ठीक हो जाए, पर इसका स्थायी हल तो शरीर को प्राकृतिक साधनों द्वारा स्वस्थ-नीरोग रखना ही है।

शरीर को प्राकृतिक रूप से स्वस्थ रखने के लिए यहां कुछ साधारण से नियमों का उल्लेख किया जा रहा है। यदि इनका नियमित रूप से प्रतिदिन पालन किया जाय तो शरीर को स्थायी रूप से दीर्घ समय तक स्वस्थ रूप से नीरोग रखा जा सकता है।

1—सुबह सूर्य निकलने से पहले बिस्तर छोड़ देना एक अच्छी आदत है और शरीर के लिए लाभदायक होता है। इससे शरीर में ताजगी और स्फूर्ति का संचार होता है और शरीर आलस्यरहित रहता है। इसके विषय में कहावत भी है कि 'जल्दी सोना और जल्दी उठना मनुष्य को तन्दुरूस्त और बुद्धिमान बनाता है।'

2—सुबह उठकर बासे मुँह कभी भी चाय आदि न लें। 'बैड टी' की आदत स्वास्थ्य के लिए बहुत ही खतरनाक है। इससे मुंह की गंदगी शरीर में पहुंचकर विभिन्न रोगों को जन्म देती है।

सुबह उठकर जब तक दांत वगैरह साफ न कर लें—चाय या अन्य पेय कदापि न लें। बल्कि हो सके तो दीर्घ शंका आदि से भी निवृत होकर कुछ पेय लें। मुंह साफ कर सबसे पहले एक गिलास शीतल जल अवश्य पिएं। बाद में चाय आदि लें। सोने से शरीर में जो गर्मी और खुश्की बढ़ जाती है। —शीतल जल उसे शांत कर पेट को साफ रखने में मदद करता है। आंखों को ठंडक और ताजगी प्राप्त होती है। कब्ज दूर होती है जो बहुत से रोगों की जड़ है।

3—प्रातःकाल कम-से-कम आधा घंटे तक शारीरिक व्यायाम अवश्य करें। व्यायाम ऐसे हल्के-फुलके चुनें कि शरीर थकावट महसूस न करे और प्रत्येक अंग का कुछ-न-कुछ व्यायाम भी हो जाए। इसके लिए एक ही स्थान पर दौड़ना, जम्प करना, कमर दाएं-बांए मोड़ना, रस्सी कूदना, गहरी-गहरी सांसें लेना, कुछ देर सांस रोकना, हाथ-पैरों को दाएं-बाए ऊपर-नीचे संचालन करना, डंड-बैठक आदि व्यायाम हो सकते हैं। इससे शरीर की मांस-पेशियां मजबूत और लचकदार होती है और रक्त संचालन ठीक बना रहता है। शरीर में दिन भर चुस्ती-फुर्ती बनी रहती है तथा मन प्रसन्न बना रहता है। साथ ही रोग प्रतिरोध ाक्ति बढ़ती है जिससे रोग के कीटाणु शरीर में अपना घर नहीं बना पाते।

प्रातः काल घूमने जाना और खुली हवा में गहरी-गहरी सांसे लेना खून को साफ और फेफड़ों को शक्ति पहुंचाता है। अतः किसी भी रूप में नियमित रूप से सुबह थोड़ा-बहुत व्यायाम अवश्य करें। यह आपके लिए अन्य महत्वपूर्ण कार्यों में से एक अनिवार्य कार्य होना चाहिए। जब आप इस महत्वपूर्ण कार्य को नियमित रूप से करेंगे तभी अपने अन्य महत्वपूर्ण कार्यों को सफलतापूर्वक पूर्ण कर पाने की सामर्थ्य पा सकेंगे।

4—रात में सोने का स्थान खुला-हवादार होना चाहिए। कमरे में सोयें तो खिड़कियां, रोशनदान आदि खुले रखें। ताकि कमरे में ताजी हवा आ सके और गंदी हवा बाहर निकल सके।

5—शरीर की मांस-पेशियों तथा रक्त संचार को सुचारू रूप से संचालन के लिए मालिश बहुत जरूरी होती है। थकावट से मांस-पेशियों में तनाव आ जाता है। जिससे उनमें दर्द या खिचाव बना रहता है। मालिश से मांस-पेशियों को आराम मिलता है। और वे अपनी पूर्व स्थिति में आ जाती हैं। अतः सप्ताह में दो-तीन बार मालिश बहुत आवश्यक है। यदि प्रतिदिन थोड़ी-बहुत मालिश की जाए तो और भी अच्छा है।

6—स्वस्थ और नीरोग शरीर के लिए प्रतिदिन स्नान करना बहुत आवश्यक है। स्नान से त्वचा के रोम छिद्र खुल जाते हैं और उनमें छिपी गंदगी दूर हो जाती है। शरीर का रक्त संचालन ठीक हो जाता है। और शरीर हल्का-फुल्का, तरोताजा और कांतिमय बनता है।

जहां तक हो सके स्नान के लिए स्वच्छ-शीतल जल लेना चाहिए। अधिक सर्दी के दिनों में थोड़ा गर्म जल लिया जा सकता है।

हमारा देश गर्म जलवायु का है।यहां वर्ष में लगभग सात-आठ महीने गर्मी पड़ती है। अतः यहां आमतौर पर शरीर से पसीना काफी निकलता है। पसीने के साथ शरीर की गंदगी भी रोम छिद्रों में भरी रह जाती है जिससे स्वास्थ्य बिगड़ जाता है। शरीर आलस्य से भर जाता है तथा दुर्गन्ध आने लगती है।

अतः स्नान स्वच्छता और स्वास्थ्य दोनों के लिहाज से बहुत ही आवश्यक है। प्रतिदिन सुबह-शाम स्नान करें कम-से-कम गर्मी के दिनों में तो सुबह-शाम जरूरी है ही। सर्दियों में सुबह स्नान करना ही काफी है। शरीर के प्रत्येक अंग को पानी तथा साबुन या अन्य वस्तु लगाकर खूब रगडें। किसी खुरदरे कपड़े को गीला कर उसमें साबुन लगाकर उससे हाथ-पैर, उंगलियां, जांघें, गर्दन, छाती, पेट, कमर, एड़ियां आदि अच्छी तरह रगडें। नाक-कान, मुंह अंदर-बाहर से अच्छी तरह साफ करें। कभी-कभी नहाने के पानी में थोड़ा डेटॉल, नमक, नींबू का रस या सिरका मिलाकर अवश्य स्नान करें। इससे शरीर तरो-ताजा और कांतिमय बनता है।

यदि कहीं आस-पास नदी सरोवर या तालाब हो तो उसमें अवश्य नहाएं। बहते जल में स्नान करने से बड़ा लाभ मिलता है। यदि तैरना जानते हों तो नहाने के साथ-साथ व्यायाम का लाभ प्राप्त हो जाता है। तैरने से सीना सुडौल, पेट-कमर पतली तथा शारीरिक अनुपात में रहते हैं। पुट्ठे मजबूत और रक्त संचालन ठीक बना रहता है।

ध्यान रखें स्नान से पहले शौच तथा दांत मंजन आदि से निपट लेना चाहिए। अधिक गर्म जल से भी नहीं नहाना चाहिए इसमें शरीर के स्नायु और जोड़ कमजोर पड़ जाते हैं।

7—भोजन में हरी सब्जियां, दाल, चावल, घी-दूध या मक्खन-दही, फ़ल आदि अपने सही अनुपात में अवश्य होने चाहिए। तला-भुना या अधिक मिर्च-मसाले वाला भोजन स्वास्थ्य के लिए हानिकारकर होता है। क्योंकि यह देर से पचता है तथा आंतों पर अतिरिक्त दबाव पड़ता है जिससे वे जल्दी ही शिथिल पड़ जाती हैं। तली-भुनी या अधिक मीठी वस्तुएं खाने से कब्ज बनी रहती है तथा ठीक समय पर शौच नहीं होता।

अतः भोजन हमेशा हल्का, सात्विक करें। कभी-कभी शौकिया रूप से तले-भुने भोजन को लिया जा सकता है परन्तु प्रतिदिन की आदत कभी न बनाएं। यह स्वाद में अवश्य बढ़िया लगता है पर स्वास्थ्य की दृष्टि से यह अत्यंत हानिकारक होता है। भोजन आवश्यकता से थोड़ा ज्यादा न खाकर थोड़ा कम खाएं तो शरीर को ज्यादा लाभ पहुँचाता है। भोजन खूब चबा-चबा कर खाना चाहिए ताकि पचने में आंतों को कम परिश्रम करना पड़े।

दिन में केवल दो बार भोजन की आदत डालें। तथा प्रसन्नचित्त रहकर ही भोजन ग्रहण करें।

8—भोजन को इतना अधिक पकाकर न खायें कि उनके विटामिन्स ही नष्ट हो जायें। हरी सब्जियां थोड़ी कच्ची ही पकायें। आजकल कुकर प्रेशर ने भोजन पकाने की सही विधि दर्शाकर भोजन का प्राकृतिक रूप नष्ट होने से बचा लिया है। कुकर में भोजन गर्म भाप द्वारा पकाया जाता है। जिससे उसके विटामिन्स और अन्य खनिज लवण ज्यों-के-त्यों विद्यमान रहते हैं। भोजन का प्राकृतिक स्वाद और गन्ध भी बनी रहती है। जहां तक हो सके सब्जियों को छिलकों सहित खाने की ही आदत डालें।

9—दिन में से थोड़ा समय मनोरंजन के लिए अवश्य निकाले। इससे दिन भर की थकान, तनाव, चिन्ताएं, आलस्य भारीपन आदि दूर होते हैं तथा मन प्रसन्न रहता है। मनोरंजन से मस्तिष्क को आराम और शांति मिलती है। साथ ही आगामी कार्य करने के लिए दिमाग तथा शरीर को नयी तेजी और फुर्ती-शक्ति प्राप्त होती है।

10—दिन भर के परिश्रम के बाद शरीर को आराम देने के लिए कुछ देर हाथ-पैर ढीले छोड़कर, आंखें बंद कर लेटे रहें। इससे मांस-पेशियों का तनाव कम होकर उनमें फिर से ताजगी और शक्ति का संचार हो जाता है। इस तरह आराम करने से पूर्व यदि शीतल जल से मुहं, हाथ-पैर धो लिए जायें तो और भी उत्तम है।

11—बहुत ज्यादा चिन्ता, क्रोध, भय खाने, दुख करने या सोचने से शरीर को हानि पहुँचती है। ईर्ष्या, द्वेष जलन, चुगली आदि बुरी आदतें शरीर की प्राकृतिक आभा को नष्ट करने वाली तथा स्वास्थ्य को बिगाड़ने वाली होती हैं। इन विचारों से दूर रहकर सदा हंसते, मुस्कराते रहें, अच्छे विचारों का आदान-प्रदान करें। अच्छे व्यवहार और मिलनसारिता को अपनायें। आप पायेंगे कि आपकी आधी व्याधियां तो इन्हीं कारणों से थीं।

12—नशीले पदार्थों जैसे बीड़ी-सिगरेट, शराब, गांजा, अफीम, चरस, भांग आदि से बचें। ये स्वास्थ्य के सबसे खतरनाक दुश्मन होते हैं। ये पदार्थ औषधियों के प्रभाव को भी नष्ट कर देते हैं जिससे रोग शरीर में स्थायी रूप से जड़ें जमा लेते हैं। अतः इन्हें त्यागना ही बेहतर है। इनसे शरीर को किसी भी प्रकार का लाभ नहीं होता। चाय, कॉफी आदि भी बहुत कम लें। जब भी लें तो बहुत अधिक गर्म न लें। चाय, कॉफी हमेशा हल्की पत्ती की ही सेवन करें।

13—अच्छे साहित्य का ही अध्ययन करें। सेक्स-साहित्य या भय-रोमांच से भरा या भूत-प्रेत, तंत्र-मंत्र से सम्बन्धित साहित्य से बचना चाहिए। ये मन पर बुरा असर डालते हैं। इस तरह के साहित्य को पढ़ने से हृदय की धड़कनें प्रायः बढ़ जाती है। और मन-मस्तिष्क पर बुरा प्रभाव पड़ता है। बुरे विचारों को आश्रम मिलता है। अतः साहस, वीरता, देशभक्ति हंसी, मजाक, धार्मिक तथा स्वस्थ

मनोरंजन का ही साहित्य पढ़े। फिल्में भी अच्छी, विचारोत्तेजक, साफ-सुथरी देखें। आजकल बुरी फिल्मों का प्रभाव हमारी युवा पीढ़ी पर बहुत बुरा असर डाल रहा है।

14—सुबह-रात्रि उठते या सोते समय ईश्वर को अवश्य सच्चे हृदय से कुछ क्षणों के लिए स्मरण करें। ईश्वर की स्तुति-नमन से दिन-भर के कार्यों को निपटाने के लिए आत्मिक बल मिलता है। और बुरी बातों की ओर ध्यान नहीं जाता। ईश्वरीय शक्ति ही प्रेरणा, उत्साह और सद्व्यवहार की राह दिखाकर हमें हर बुराई से बचाती है। ईश्वर की स्तुति से मन के विकार दूर हो जाते हैं।

इस प्रकार के यदि इन थोड़े से नियमों का पालन किया जाय तो दीर्घ आयु स्वस्थ रहकर गुजारी जा सकती है। रोगों पर सरलता से विजय पायी जा सकती है। बुढ़ापे के दिन भी प्रसन्नचित्त होकर गुजारे जा सकते हैं। ये बातें कोई बहुत मुश्किल भी नहीं हैं कि इन्हें दिनचर्या का अंग न बनाया जा सके। प्रतिदिन इन नियमों के अनुसार चलने से आप लम्बा जीवन पायेंगे, रोगों से हमेशा मुक्त रहेंगे, शरीर हमेशा स्वस्थ, प्रसन्न, हल्का, फुर्तीला बना रहेगा और मस्तिष्क तरोताजा, स्मरण शक्ति आंखें, नाक, कान आदि क्रियाशील बने रहेंगे।

फुटकर घरेलू नुस्खे

यहां हम कुछ विभिन्न रोगों के घरेलू इलाज के नुस्खे दे रहे हैं। जो बहुत ही उपयोगी और कारगर हैं। इन्हें बेझिझक आजमाया जा सकता है क्योंकि ये नुस्खे किसी भी प्रकार की शारीरिक या मानसिक हानि नहीं पहुंचाते। इन्हें आजमाइए लेकिन यदि रोग गम्भीर हो तो डाक्टर या वैद्य की सलाह अवश्य लें।

—आंखों की ज्योति कम होती महसूस हो तो सुबह-शाम नियमित रूप से सौंफ खाना आरम्भ कर दें। अवश्य लाभ होगा।

—दांत-दाढ़ के दर्द में तुलसी के पत्तों को मसलकर गोली बना लें और दाढ़ या दांत के नीचे दबा लें। दर्द बंद होकर लाभ होगा।

—शरीर के घाव पर हल्दी का लेप लगाने से खून बहना रूक कर घाव भी तुरन्त भर जाता है।

—कान दर्द में सरसों के तेल में एक-दो लहसुन की कलियां डालकर गर्म कर कान में एक-दो बूंद डालें।

—दांत-दर्द लौंग चूसने और दर्द वाले स्थान पर दबाए रखने से भी लाभ होता है।

—कब्ज की शिकायत हो तो आधा कप दूध के साथ 'ईसबगोल' नियमित लेने से कुछ ही दिनों में कब्ज से छुटकारा मिल जाएगा।

—कान का दर्द प्याज के रस से भी दूर हो जाता है।

—पेट में कीड़े पड़ जायें तो एक चम्मच प्याज का रस नियमित 8-10 दिन लें तो कीड़े नष्ट हो जायेंगे।

—लू लगने पर प्याज का सेवन करायें तो लाभ मिलेगा।

—लू के लिए कच्चे आम (कैरी) का शर्बत बहुत लाभदायक होता है।

—सिर दर्द में पान को गर्म कर माथे पर रखने से शीघ्र ही लाभ पहुंचता है।

—दाद, खाज, खुजली फोड़े, फुंसी आदि रोगों को दूर करने के लिए नीम की ताजा कोमल पत्तियां सुबह चबायें तो कुछ ही दिनों में आराम हो जायेगा।

—जल जाने पर यदि तुलसी के रस में नारियल का तेल मिलाकर लगायें तो जलन कम हो जाती है और फायदा होता है।

—पुराने कब्ज में यदि नियमित रूप से कागजी नींबू के रस में शहद मिलाकर लें तो कब्ज दूर हो जाता है।

—छाले होने पर मिश्री और कत्थे का टुकड़ा साथ-साथ मुंह में रखकर चूसने से छाले शीघ्र ही ठीक हो जाते हैं।

—चेचक के दाग नारियल का तेल नियमित लगाने से हल्के पड़ जाते हैं।

—नाक से रक्त बहने पर नाक पर ठंडे पानी के छींटे मारने से रक्त बंद हो जाता है। ठंड़े पानी में फिटकरी घोलकर नाक में एक-दो बूँद डालने से भी रक्त बंद हो जाता है।

—नाक यदि खुश्क और रूखी हो गयी हो तो अंगुली में घी लगाकर नाक के अन्दर चारों तरफ फेर लेने से लाभ होता है।

—नाक बहने पर अदरक को भूनकर गुड़ के साथ खाने से आराम मिलता है। छींके आना भी बंद हो जाती हैं।

—भूख न लगने पर सिरके में डाला हुआ प्याज या लहसुन खाने से अपच दूर हो जाती है।

—पेट की वायु के लिए अजवायन के साथ काला नमक पीस कर चूर्ण बना लें और सुबह-शाम खायें तो पेट की वायु पूर्णतः ठीक हो जाती है।

—सर्दी-जुकाम तेज होने पर तुलसी, अदरक, काली मिर्च, हल्दी और नमक मिलाकर चाय का काढ़ा बनाकर पिलाने से काफी लाभ होता है।

—मलावरोध होने पर 4-5 दिन 10 ग्राम गुलकंद रात में खाने से आराम हो जाता है।

—मलावरोध में त्रिफला (हरड़-बहेड़ा तथा आंवले का सममात्रा में बना चूर्ण) चूर्ण सुबह-शाम लेने से लाभ होता है।

—आमातिसार में ऐंठन को कम करने के लिए सौंफ तीन-चार बार खाते रहें।

—आमातिसार में लौंग का चूर्ण शहद से लेने से आराम मिलता है।

—शीत पित्त में चिरौजी दूध में पिसकर लगाने से काफी लाभ होता है।

—आंखों के नीचे काले दाग पड़ गए हों तो बादाम के तेल में शहद मिलाकर लगाने से लाभ होता है।

—हिचकी की बीमारी में हींग गरम करके सूँघनें से लाभ होता है।

—बिच्छू काटने पर आक के दूध में हींग घिस कर लगाने से शीघ्र आराम मिलता है।

—घाव के सड़ने पर नीम की पत्ती के साथ हींग पीसकर लगायें।

—हिस्टीरिया के दौरे में हींग सूँघने से लाभ होता है। साथ ही गुड़ या मिश्री के साथ थोड़ी हींग खिला दें।

—तेज बुखार में हींग पानी में घिस कर हाथ-पैरों में मलने से बुखार कम हो जाता है।

—प्रदर रोग में आधा तोला जीरे का चूर्ण और आधा तोला मिश्री का चूर्ण चावल की धोवन में मिलाकर इक्कीस दिन तक सेवन करने से काफी लाभ होता है।

—खांसी में एक ग्राम सौंठ तथा एक ग्राम जीरे का चूर्ण शहद में मिलाकर सुबह-शाम सेवन करें।

—दाढ़ के दर्द में भुनी हींग को दाड़ के नीचे दबा लेने से दर्द दूर हो जाता है।

—नाख रोग में आधा चम्मच हींग का चूर्ण एक कप दही के साथ तीन-चार दिन लें तो नाख रोग दूर हो जाता है।

—कै होने पर इमली का शर्बत लें या इमली का छिलका जला कर चूर्ण बना लें। फिर इसे एक कप पानी के साथ सेवन करें।

—शराब, भंग आदि का नशा इमली का पानी पिलाने से दूर हो जाता है।

—सीने में जमे कफ को दूर करने के लिए अलसी की पुल्टिस से सीने पर सेंक करें।

—जले हुए स्थान पर अलसी का तेल तथा चूने का निथरा हुआ पानी समान मात्रा में लेकर मिलालें ओर साफ कपड़े पर लगाकर जले हुए स्थान पर बांध दें। जलन और जख्म ठीक हो जायेंगे।

—कब्ज को दूर करने के लिए पका हुआ बेल खाने से आराम मिलता है।

—गले में दर्द होने पर बेल का गूदा खायें।

—आंव के दस्तों में बेल को पकाकर गूदे को गुड़ या मिश्री से खिलायें।

—अतिसार में 100 ग्राम मट्ठे में 100 ग्राम शहद मिलाकर सेवन करने से काफी लाभ मिलता है।

—कुकर खाँसी में फुलाई हुई फिटकरी 5 से 10 रत्ती दिन में दो-तीन बार शहद से चाटने से आराम मिलता है।

—अफारा में चुटकी भर अजवायन पानी के साथ सेवन करने से लाभ होता है।

—मधुमेह के रोग में हल्दी का चूर्ण मिलाकर दूध पीना चाहिए।

—सूजन पर मुलेठी पानी में घिसकर गर्म करके लगाने से सूजन उतर जाती है।

—गला खराब होने पर मुलेठी और मिश्री का टुकड़ा चूसने से आराम मिलता है।

—खांसी होने पर एक कप दूध में चार-पांच काली मिर्च डालकर उबालिए और पी लीजिए। आराम मिलेगा।

—रजस्राव (मासिक धर्म) की अनियमितता में एक ग्राम काली मिर्च का चूर्ण एक चम्मच शहद में मिलाकर 15-20 दिन सुबह-शाम सेवन करें।

—सिर दर्द में सौंठ को दूध में घिसकर लगाने से सिर दर्द दूर हो जाता है।

—होंठ फटने पर तीन-चार बादाम खाने से लाभ मिलता है

—होंठ फटने पर मोम पिघला कर होंठो पर मल लें। या ग्लिसरीन लगा लें।

—दांत निकलने पर बच्चों के मसूड़ों पर ग्लिसरीन मल दें। इससे तकलीफ नहीं होगी।

बच्चों के पेट दर्द में हींग पानी में घिसकर उसका लेप नाभि पर लगा दें।

—अनिद्रा रोग में रात के भोजन में प्याज कच्ची या सब्जी में अधिक मात्रा में खाने से लाभ होता है।

—नपुंसकता की स्थिति में 10 ग्राम प्याज का रस, 8 ग्राम अदरक का पानी, 6 ग्राम शुद्ध शहद तथा 4 ग्राम शुद्ध घी लेकर इन सब चीजों को मिलाकर 20 दिन तक सेवन करें। (रात को) यदि उपयुक्त समझें तो सुबह-शाम दोनों वक्त लें। आश्चर्यजनक लाभ होगा।

—पाचन शक्ति बढ़ाने के लिए अदरक को कलौंजी और नमक लगाकर खाने से लाभ होता है।

—बलगमी खांसी में दो चम्मच शहद, आधा चम्मच ग्लिसरीन में उबाल कर नींबू का रस मिलाकर सेवन करने से लाभ होता है।

—जले स्थान पर शहद का लेप करने से आराम मिलता है। और फफोला नहीं पड़ता।

—अनिद्रा मे प्याज के रस में शहद मिलाकर सेवन करें।

—बच्चे यदि रात में पेशाब कर देते हों तो एक चम्मच शहद में उतना ही पानी मिलाकर देने से लाभ होता है।

—मस्तिष्क कमजोर होने पर सुबह मलाई के साथ शहद खाने से वह पुष्ट होता है।

—कमर दर्द में खसखस और मिश्री को सगान भाग लेकर चूर्ण बना लें और सुबह शाम थोड़ी-थोड़ी मात्रा में गर्म दूध के साथ लें।

—आंखें दुखने पर 5 ग्राम फिटकरी को महीन पीसकर 200 ग्राम गुलाबजल में मिला लें और दिन में तीन-चार बार इसकी 2-3 बूंदे आंखों में डालें।

—खुजली होने पर नारियल के रस में शुद्ध गंधक मिलाकर लगाने से खुजली हो जाती है।

—घाव अथवा चोट पर नारियल को बारीक पीसकर उसमें हल्दी मिलाकर लगायें।

—हैजे में उल्टियां रोकने के लिए नारियल का पानी दिन में कई बार थोड़ा-थोड़ा पिलाने से उल्टियां रूक जाती हैं।

—ठंड से त्वचा फटने पर रात में नारियल के तेल की मालिश करने से लाभ होता है।

—आग से जलने पर शुद्ध नरियल का तेल लगाना चाहिए

—सुस्ती दूर करने के लिए गरम पानी में नींबू निचोड़कर पियें।

—हाथ-पैर फटने पर नींबू, ग्लिसरीन तथा गुलाबजल सममात्रा में लेकर मिश्रण बना लें और प्रतिदिन रात में मल लें।

—खुजली में नींबू का रस और तुलसी पीसकर लगायें।

—सिर दर्द के लिए आधा नींबू एक गिलास पानी में निचोड़ कर पियें।

—कब्ज में नींबू पर नमक लगाकर चूसें या रस निकालकर पिये।

—दाद पर नींबू के रस में तुलसी के पत्ते पीसकर लगायें।

—बच्चा यदि दूध डालता है तो नींबू के रस में शहद मिलाकर चटाएं

—मलेरिया बुखार में नींबू के रस में काली मिर्च और नमक मिलाकर दिन में दो-तीन बार दें तो लाभ होता है।

—पथरी रोग में नींबू का रस और सेंधा नमक मिलाकर नियमित रूप से सुबह-शाम लें तो पथरी निकल जाती है।

—हैजे में नींबू के रस में प्याज ओर पुदीने का रस मिलाकर देने से लाभ होता है।

—दाद, खाज, खुजली पर नींबू रगड़ने से फायदा होता है।

—जहरीले कीड़े के काटने पर नींबू का रस उस स्थान पर मलने से हर दूर होकर दर्द भी कम हो जाता है।

—पसीने की दुर्गन्ध को मिटाने के लिए नींबू का रस बगल में लगाने से लाभ होता है।

—अफीम का विष दूर करने के लिए 50 ग्राम नींबू के रस में चीनी मिलाकर पिलायें।

—पायरिया रोग में दो तोला नींबू का रस, 10 तोला तिल का तेल तथा थोड़ा सेंधा नमक मिलाकर प्रतिदिन लगाने से रोग नष्ट हो जाता है।

—बालों का गिरना रोकने के लिए नींबू को काटकर सिर पर घिसें।

—सिर के जुएं नष्ट करने के लिए नींबू के रस में शक्कर मिलाकर मलें।

—फोड़े-फुंसियों पर नीम की छाल घिस कर लगाने से लाभ होता है।

—जुएँ और लीकें नष्ट करने के लिए सिर में नीम का तेल लगायें।

संक्रामक रोगों के लिए कमरों मे नीम की पत्तियों की धूनी देने से कीटाणु नष्ट हो जाते हैं।

—दांतों को नीरोग और मजबूत करने के लिए प्रतिदिन नीम की दातुन करें।

—जिगर और तिल्ली की शिकायत पर पपीता नियमित सेवन करने से लाभ होता है।

—पेट दर्द में प्याज का रस, हींग और काला नमक मिला कर सेवन करें।

—श्वास के रोग में प्याज का रस बहुत लाभदायक होता है।

—मधु मक्खी के काटे पर प्याज का रस लगाने से दर्द और सूजन कम हो जाती है।

—बालों को मट्ठे से धोने पर वे घने और चमकीले हो जाते हैं।

—त्वचा की कोमलता के लिए शरीर पर मट्ठे की मालिश करें।

—कुष्ठ या श्वेत दागों पर मेंहदी पीसकर लगाने से त्वचा के रंग में परिवर्तन हो जाता है।

—जलोदर रोग में मूली के पत्तो का रस सेवन करने से लाभ होता है।

—शरीर की सूज़न पर लहसुन का रस लगायें।

—पुरानी खांसी कफ तथा खांसी के रोग में लहसुन की दो-तीन कलियां प्रतिदिन सुबह-शाम भूनकर खायें। इससे खून भी बढ़ता है।

—शरीर की थकान तथा पैरों की थकान में गर्म पानी में नमक या सिरके की बूंदे मिलाकर पैरों को उस बर्तन में पिंडलियों तक कुछ देर डुबोये रखें तो थकावट दूर हो जायेगी।

❐❐❐

सन्तुलित और पौष्टिक आहार

मनुष्य के स्वास्थ्य ही नहीं उसका सम्पूर्ण जीवन सन्तुलित और पौष्टिक आधार पर निर्भर होता है। सभी जानते हैं और सभी ने इस बात का अनुभव किया है कि मनुष्य का आहार जितना सन्तुलित और पौष्टिक होता है उसका स्वास्थ्य उतना ही अच्छा रहता है। रोग उसे अकारण परेशान नहीं करते। शरीर के अतिरिक्त व्यक्ति काम करने में भी उतना ही स्वस्थ रहता है। अन्न, जल, मन और स्वास्थ्य का एक दूसरे से गहरा सम्बन्ध होता है। एक की कल्पना दूसरे के बिना नहीं की जा सकती क्योंकि उसकी विभिन्नता में भी एकता है। समानता है। एक के अभाव में शरीर न तो स्वस्थ रह सकता है और न मनुष्य दीर्घ जीवी बन सकता है। शरीर को स्वस्थ और क्रियाशील रखने के लिए जहां व्यायाम और आसनों आदि की आवश्यकता होती है वहां सबसे प्रमुख और महत्वपूर्ण आवश्यकता भोजन की होती है। यूं तो हर व्यक्ति कुछ न कुछ खा-पी कर अपना पेट भर लेता है। लेकिन मुख्य प्रश्न यह है कि उस भोजन से उसका स्वास्थ्य किस सीमा तक सही रहता है। एक ही प्रकार का भोजन सभी लोगों के लिए स्वास्थ्य कर और लाभकारी नहीं हो सकता। वास्तव में भोजन का सम्बन्ध मनुष्य की आर्थिक स्थिति, देश और वातावरण तथा उसकी प्रकृति के अनुरुप होना चाहिए। भोजन वही स्वास्थ्य के लिए हितकर होता है जिसे खाने के बाद मनुष्य को पूर्ण तृप्ति का अनुभव हो सके। जिस भोजन से उसके शरीर में किसी भी प्रकार के विकार और रोग उत्पन्न न हों।

मनुष्य को भोजन प्रकृति से मिलता है। यह धरती मनुष्य के लिए साग-सब्जियां, अन्न और फल उगाती है। लेकिन ये सब्जियां और फल तथा अन्न प्रत्येक देश की धरती में समान रूप से उत्पन्न नहीं होते। भारत की भौगोलिक स्थिति को ही लीजिए। जो अन्न, साग-सब्जियां हमारे देश के मैदानी इलाके में उत्पन्न होती हैं वे पर्वतीय क्षेत्रों में नहीं होतीं। और पर्वतीय क्षेत्रों में जो फल और मेवे पैदा होते हैं वे हमारे देश के मैदानी इलाके में नहीं होते। इसलिए भोजन का सीधा सम्बन्ध देश की भौगोलिक स्थिति, वातावरण, मौसम और व्यक्ति की प्रकृति के अनुरुप होता है। धरती से जो भी अन्न और फल आदि उत्पन्न होते हैं उन सबका सम्बन्ध उस देश की जलवायु और धरती के प्रकार से होता है। जो व्यक्ति जिस प्रदेश में रहते हैं उनके भोजन के सर्वोत्तम पदार्थ वही होते हैं जो उस देश की धरती में पैदा होते हैं। उस क्षेत्र में पैदा होने वाले खाद्य पदार्थों का दूसरे क्षेत्रों में रहने वाले मनुष्यों के शरीर पर उतना अच्छा प्रभाव नहीं पड़ सकता। समुद्र तट के निकटवर्ती क्षेत्रों में रहने वालों का मुख्य भोजन मछली आदि समुद्री जीव होते हैं। मछलियां उन्हें सुलभता से मिल भी जाती हैं और उनके स्वास्थ्य के लिए लाभकारी भी सिद्ध होती हैं। लेकिन हमारे देश के मैदानी क्षेत्रों में जहां अन्न, साग-सब्जियां और फल बहुतायत से मिलते हैं लोग मछली नहीं खाते। अन्न आदि के प्रमुख होने के

कारण उन्हें अपना पेट भरने के लिए समुद्री जीवों की आवश्यकता ही नहीं होती।

सबसे महत्वपूर्ण प्रश्न यह है कि सन्तुलित और पौष्टिक आहार क्या है? ऐसा आहार जो मनुष्य के लिए स्वास्थ्य वर्धक हो और उसे प्राप्त करने में उसे कोई कठिनाई भी न हो।

चिकित्सा वैज्ञानिकों तथा शरीर शास्त्र के जानकारों का कहना है कि जिस भोजन में निम्न लिखित तत्व होते हैं वही मनुष्य के लिए सन्तुलित भोजन होता है:—

1. कार्बोहाइड्रेट
2. प्रोटीन
3. वसा (चिकनाई)
4. खनिज पदार्थ और विटामिन
5. हरी और रेशेदार साग-सब्जियां
6. मौसमी फल
7. दूध तथा दूध से निर्मित पदार्थ
8. मांस, मछली और अंडे
9. शरीर को निरोग रखने के लिए आवश्यक विटामिन
10. शुद्ध जल

जिस भोजन में ये सभी पदार्थ पाये जाते हैं उसी को सन्तुलित भोजन कहते हैं। आगे यह बताया जा रहा है कि हमें ये पदार्थ किन स्रोतों से प्राप्त होते हैं।

1. कार्बोहाइड्रेट:—कार्बोहाइड्रेट वास्तव में आक्सीजन, कार्बन और हाइड्रोजन का मिश्रण होता है। यह हमारे शरीर को गर्मी और ऊर्जा प्रदान करता है। यदि शरीर में गर्मी और ऊर्जा में से किसी भी तत्व की कमी हो जाती है तो शरीर दुर्बल और निष्क्रिय हो जाता है। प्रयत्न करने पर भी मनुष्य कोई काम नहीं कर सकता। ये तत्व हमें मुख्य रूप से स्टार्च और शक्कर से प्राप्त होते हैं। हमें स्टार्च अन्न से मिलता है। स्टार्च प्रदान करने वाले प्रमुख पदार्थ हैं, गेहूं, जौं, चना, मटर, चावल, मक्का जैसे अन्न, विभिन्न दालें आलू, अरबी, शकरकन्द और गाजर जैसी सब्जियां। स्टार्च हमारे भोजन को पचाने में सहायक सिद्ध होता है। भोजन को जितना अधिक चबाया जाता है स्टार्च भी उतना ही अधिक पैदा होता है। वह लार उसके रूप में हमारे भोजन के साथ मिल कर हमारे आमाशय में जाता है। आमाशय में पहुंचकर जो कुछ भी खाते हैं आपस में मिल कर एकरूप ग्रहण कर लेता है। इन खाद्य पदार्थों के साथ आमाशय में पहुंचने वाली लार उसे तरल बना देती है। इस प्रकार आमाशय में एकत्र सभी पदार्थ एक दूसरे से मिल जाते हैं।

आपने अक्सर देखा होगा कि गेहूं या किसी अन्य अनाज की रोटी को आप जितना अधिक चबाते हैं उसमें उतनी ही अधिक मिठास अनुभव होती है। यह मिठास ही वास्तव में स्टार्च है और इसी से कार्बोहाइड्रेट उत्पन्न होती है जो हमारे

आमाशय से हमारी छोटी आंतों में जाती है। और वहीं से रक्त की कोशिकायें उनका आक्सीजन कर लेती है। इसके बाद इस प्रक्रिया में सहायता से और आक्सीजन के साथ मिल जाने पर हमारे पूरे शरीर में शक्ति-प्रवाह दौड़ने लगता है।

आमाशय के द्वारा शरीर में पहुंचने पर स्टार्च शक्कर के रूप में परिवर्तित हो जाता है। जिन खाद्य पदार्थों में कार्बोहाइड्रेट की मात्रा अधिक होती है वे अन्य खाद्यान्नों की अपेक्षा जल्दी पच जाते हैं लेकिन वे अकारण मधुमेह और अतिसार जैसे रोग उत्पन्न कर देते हैं। अधिक स्टार्च वाले खाद्य पदार्थों से शरीर में वसा की मात्रा भी बढ़ती है जो मोटापे को जन्म देती है। इसका मुख्य कारण यह होता है कि शरीर को हमारे भोजन से अपना काम चलाने के लिए जितनी ऊर्जा की आवश्यकता होती है उसे वह ग्रहण कर लेता है। इसके बाद जो ऊर्जा शेष रह जाती है वह शक्कर के रूप में अवशोषित होकर हमारे रक्त में सम्मिलित हो जाती है।

अन्न और दालों के अतिरिक्त हमें स्टार्च फलों से भी प्राप्त होता है जिससे कार्बोज प्राप्त होता है। आम, केला, अमरुद, शरीफा, अनान्नास, गुड़, चीनी, गन्ने का रस, मिठाई और मुरब्बे आदि कार्बोज के अन्य साधन हैं। इनमें भी स्टार्च की मात्रा अधिक रहती है। जिन लोगों को फल नहीं मिलते हैं उनके शरीर के लिए आवश्यक कार्बोज, गुड़, शक्कर आदि से प्राप्त हो जाता है। अन्न और दालों से भी उन्हें कार्बोज की प्राप्ति हो जाती है। धन सम्पन्न लोग महंगे फलों, सूखे मेवों आदि से कार्बोज प्राप्त करते हैं।

साग-सब्जियों में कार्बोज की मात्रा कुछ ही कम होती है। जबकि हमारे भोजन में कार्बोज की मात्रा आधी से अधिक होती है। जो लोग शरीरिक श्रम करते हैं उनके लिए कार्बोज की आवश्यकता अधिक होती है।

हमें कार्बोज की मात्रा, खाद्य पदार्थों से किस सीमा तक प्राप्त होती है उसकी इस तालिका पर ध्यान देना आवश्यक है

1. उड़द की दाल	60.3
2. मूंग की दाल	60.7
3. गेहूं	71.2
4. अरहर की दाल	60.2
5. चने की दाल	56.9
6. जौं	69.3
7. चावल	70.2
8. बाजरा	67.1
9. मक्का	36.2
10. आलू	28.9
11. शहद	79.5
12. गुड़	95.6

13. अखरोट	83.1
14. साबूदाना	87.2
15. खजूर	67.3
16. किशमिश	77.3

स्वास्थ्य विशेषज्ञों की राय है कि सामान्य व्यक्तियों का प्रतिदिन 100+140 ग्राम तक कार्बोज की मात्रा भोजन में पर्याप्त मात्रा है। लेकिन शारीरिक श्रम करने वालों को इससे अधिक और शारीरिक श्रम बिल्कुल न करने वालों के लिए इससे कम मात्रा में कार्बोज की आवश्यकता है।

विभिन्न खाद्य पदार्थों में कार्बोज की मात्रा की तुलनात्मक तालिका इस अध्याय के अन्त में दी जायेगी।

प्रोटीन

मानव शरीर के निर्माण में प्रोटीन का स्थान पहला और प्रमुख है। शिशु जिस दिन जन्म लेता है उस दिन से लेकर लगभग चालीस वर्ष की आयु तक उसे प्रोटीन की आवश्यकता अधिक रहती है। चालीस वर्ष के बाद मनुष्य की जैसे-जैसे आयु बढ़ती जाती है प्रोटीन की आवश्यकता में कमी आती जाती है। प्रोटीन की संरचना, कार्बन, आक्सीजन, नाइट्रोजन, सल्फर और फास्फोरस के मिश्रण से होती है। यदि शरीर में इन तत्वों की कमी आ जाए तो शरीर अपनी ही मांस पेशियों से इस कमी को दूर करने का प्रयत्न करने लगता है ताकि प्रोटीन की कमी को पूरा कर सके।

हमारे शरीर के विकास, रख-रखाव और क्षतिपूर्ति के लिए प्रोटीन अत्यन्त आवश्यक तत्व है। प्रोटीन द्वारा ही हमारे शरीर के समस्त अंगों और ऊत्तकों का पोषण होता है। शरीर के निर्माण के लिए रक्त से अधिक एमीनो एसिड की आवश्यकता होती है। प्रोटीन को समझने और शरीर में आत्मसात करने के लिए शरीर से एन्जाइम के हड्डियों में मार्ग होते जाते हैं। अच्छे पोषण के लिए उत्तम प्रकार के दस एनिमा-एसिड की आवश्यकता होती है उच्च गुणवत्ता वाले एनिमा एसिड हमें दूध, ड्राईफ्रूट, बादाम, अखरोट, चिलगोजों, मटर, बींस, सोयाबीन, मांस, मछली और अंडे से प्राप्त होते हैं। इन पदार्थों से प्राप्त प्रोटीन ही एमीनो-एसिड होती है। दालें भी प्रोटीन का उत्तम साधन है। अनाजों के साथ दालों का प्रयोग इसलिए किया जाता रहा है कि शाकाहारियों को पोषक तत्व निरन्तर प्राप्त होता रहे। सबसे अधिक प्रोटीन सोयाबीन से प्राप्त होता है जिसे हम अन्न और दाल के ही रूप में प्रयोग करते हैं। शाकाहारियों के लिए सोयाबीन से सस्ता और सुगम साधन और कोई नहीं होता। ताजे फलों में भी प्रोटीन की मात्रा बहुत कम होती है जबकि सूखे मेवों में प्रोटीन की मात्रा अधिक होती है।

एमीनो-एसिड से मनुष्य के शरीर के पुट्ठे, मांस-पेशियां, चर्म, एन्जाइम और

हार्मोन्स का निर्माण होता है। शरीर के समस्त अंगों के विकास और विधिवत संचालन के लिए प्रोटीन की निरन्तर आवश्यकता रहती है। क्योंकि इस पोषक तत्व के अभाव में शरीर में दुर्बलता आ जाती है और हल्का सा श्रम करने पर भी थकान महसूस होने लगती है।

जहां प्रोटीन की मात्रा की कमी शरीर में दुर्बलता उत्पन्न करती हैं वहीं प्रोटीन की अधिक मात्रा से रक्त दूषित हो जाता है आंतों में सड़ांध और दुर्गन्ध पैदा हो जाती है। साधारणतया शरीर में एक किलो वजन के पीछे एक ग्राम प्रोटीन की मात्रा पर्याप्त रहती है।

गर्भवती स्त्रियों, विकसित होते शिशुओं, और अधिक श्रम करने वाले श्रमिकों के लिए प्रोटीन की अधिक मात्रा में आवश्यकता होती है। यदि उनके लिए आवश्यक प्रोटीन की पूरी मात्रा न दी जाए तो उनका विकास रुक जाता है। कार्य क्षमता में कमी आ जाती है। दूध, दही, अंडा, मांस और मछली से जो प्रोटीन हमें प्राप्त होता है वह उत्तम कोटि का होता है क्योंकि वह शीघ्रता से पच जाता है। हरी पत्तेदार सब्जियों, गेहूं, चना, बाजरा, मटर, सेम, और चना आदि अन्नों और दालों से प्राप्त प्रोटीन की श्रेणी यही होती हैं।

निम्नलिखित तालिका के तुलनात्मक अध्ययन से विभिन्न खाद्य पदार्थों में प्रोटीन की मात्रा का प्रति 100 ग्राम खाद्य पदार्थ में मिलने वाले अंश का पता चल सकता है।

प्रत्येक 100 ग्राम खाद्यान्न में प्रोटीन की मात्रा का प्रतिशत इस प्रकार पाया जाता है—

1.	मसूर की दाल	25.1
2.	अरहर की दाल	22.3
3.	उड़द की दाल	22.3
4.	सोयाबीन	43.3
5.	गेहूं	11.8
6.	जौं	11.5
7.	मक्का	11.1
8.	बाजरा	11.6
9.	मैदा	10.2
10.	काजू	21.1
11.	बादाम	21.1
12.	अखरोट	15.6
13.	मूंगफली	26.7
14.	गाय का दूध	3.5
15.	बकरी का दूध	3.7

16.	भैंस का दूध	4.3
17.	अंडा	12.5
18.	मछली	21.5
19.	मांस (जिगर)	19.3

शिशुओं के विकास के लिए प्रतिदिन उन्हें कितनी प्रोटीन की आवश्यकता होती है, यह तालिका उसका वर्णन करती है—

1 से 5 वर्ष की आयु तक	40 ग्राम प्रतिदिन
4—6 वर्ष की आयु तक	50 ग्राम प्रतिदिन
7—9 वर्ष की आयु तक	60 ग्राम प्रतिदिन
13 से 15 वर्ष की आयु तक	70 ग्राम प्रतिदिन
15 वर्ष की आयु से 20 वर्ष की आयु तक	85 ग्राम प्रतिदिन

यदि प्रोटीन उचित मात्रा में न ली जाए तो मनुष्य के शरीर में रोग-निवारण की क्षमता में कमी आ जाती है। शरीर का विकास रुक जाता है। जितना विकास होना चाहिए उतना नहीं हो पाता। व्यक्ति शारीरिक ही नहीं मानसिक रूप से भी कमजोर हो जाता है। प्रोटीन का अभाव शरीर में आक्सीजन ग्रहण करते ही क्षमता में कमी कर देता है। इसका परिणाम यह होता है कि रोगों के कीटाणु बड़ी आसानी से शरीर में प्रविष्ट हो जाते हैं जिनके कारण शरीर में अनेक रोग उत्पन्न हो जाते हैं।

जिन खाद्य पदार्थों में प्रोटीन की मात्रा अधिक होती है वे उतने ही गरिष्ठ होते हैं और उतनी ही अधिक देर में पचते हैं। इसलिए उचित यही है कि प्रोटीन की मात्रा एक ही बार में न लेकर थोड़ी-थोड़ी कई दिन में ली जाए। क्योंकि शरीर में प्रोटीन ही अधिक मात्रा होने पर प्रोटीन में परिवर्तित हो जाती है।

जो लोग ऐसे खाद्य पदार्थों का प्रयोग अधिक मात्रा में करते हैं जिनमें प्रोटीन की मात्रा अत्यधिक होती है उन्हें बहुत ही आसानी से और बहुत शीघ्र वात रोग हो जाता है। इसलिए जिन पदार्थों में प्रोटीन की मात्रा अधिक हो उन्हें सीमित मात्रा में ही सेवन करना चाहिए।

वसा से अभिप्राय उस चिकनाई से है जिनकी हमारे शरीर के अंगों के संचालन के लिए अत्यधिक आवश्यकता होती है। वसा की कमी हो जाने पर शरीर के जोड़, हड्डियां मुड़ नहीं सकतीं, हमें वसा दूध और अन्डे उत्पादों, मक्खन, घी के अलावा तेल और मांस से प्राप्त होती है। इनके अतिरिक्त कुछ सूखे मेवे, बीजों, दालों और अनाजों से भी प्राप्त होती हैं। वसा प्राप्ति का सर्वोत्तम साधन तेल है। वसा सन्तुलित भोजन का आवश्यक अंग है।

वसा की कमी से शरीर में रक्तचाप और हृदयरोग हो जाते हैं। वसा के तीन प्रकार होते हैं

1. सैचुरेटिड वसा
2. मीनो अन सैचुरेटिड वसा
3. पॉली अन सैचुरेटिड वसा।

तीनों प्रकार की वसा अम्ल है।

हमें विभिन्न तेलों से वसा कितने प्रतिशत प्राप्त होती है उसकी तालिका इस प्रकार है:—

पदार्थ	1	2	3
घी	65	31	4
नारियल का तेल	91	6	3
मक्का (कार्न) का तेल	13	26	61
काटन सीड (विनौला) का तेल	28	19	33
सूर्यमुखी का तेल	11	22	67
सोयाबीन का तेल	16	24	60
ताड़ का तेल	53	27	10
तिल का तेल	16	41	43
जैतून का तेल	14	47	9
अखरोट का तेल	18	49	33
सूअर की चर्बी	43	54	12

तीनों प्रकार की वसा हमें तेलों से उपर्युक्त प्रतिशत से प्राप्त होती है। इसके अतिरिक्त विटामिन 'ए' और 'डी' की प्राप्ति भी होती है। वनस्पति से जो वसा प्राप्त होती है वह मांस आदि से प्राप्त वसा की अपेक्षा शीघ्र पच जाती हे। लेकिन यदि कोई खाद्य पदार्थ वसा में तला या पकाया जाये तो देर से हज्म होता है। जैसे बादाम और अखरोट में वसा अधिक मात्रा में और उत्तम कोटि की पाई जाती है।

यह निश्चित कर पाना कठिन है कि प्रत्येक व्यक्ति के लिए कितनी मात्रा में वसा उपयुक्त सिद्ध हो सकती है। वसा की मात्रा का प्रयोग व्यक्ति के शारीरिक श्रम पर निर्भर करता है। वैसे जिस व्यक्ति का भार 70 किलो है उसके लिए प्रतिदिन 25 ग्राम वसा पर्याप्त होती है। शरीर के विकास, स्वास्थ्य के लिए जितनी कैलोरी की आवश्यकता होती है उसमें से 30 प्रतिशत कैलोरी वसा से प्राप्त होती है।

अधिक वसा सेवन का औचित्य उसी दशा में है जब हम उससे उत्पन्न ऊर्जा को व्यय करने के लिए पर्याप्त श्रम करते हैं। जो लोग जितना अधिक शारीरिक श्रम करते हैं वे उतनी ही अधिक मात्रा में वसा को पचा लेते हैं। लेकिन जो लोग बिल्कुल शारीरिक श्रम नहीं करते लेकिन अधिक वसा का सेवन करते हैं। जब वसा को पचाने के लिए जिस श्रम की आवश्यकता होती है वे उनसे लेते रहते हैं उनके शरीर में मोटापा पैदा हो जाता है। चर्बी बढ़ने लगती है।

शरीर में अधिक मात्रा में वसा एकत्र हो जाने पर हमारे रक्त में कोलेस्ट्रोल की मात्रा बढ़ जाती है। जिसके कारण हृदयरोग, रक्त चाप, काम करने की इच्छा का अभाव, आलस, सुस्ती, अक्षमता आदि विकार और रोग उत्पन्न हो जाते हैं। क्योंकि बढ़ जाने पर कोलेस्ट्रोल रक्तवाहिनियों में जम जाते हैं और उनके भीतरी भाग में प्रवाहित होने वाले रक्त संचार में बाधा उत्पन्न कर देते हैं। और जब रक्त संचन में गतिरोध उत्पन्न हो जाता है तो उनके रोग उत्पन्न हो जाते हैं।

वनस्पति आयल या घी में जो वसा होती है वह शरीर में इसकी मात्रा जम जाती है कि फिर निकलने का नाम नहीं लेती है। लेकिन सोयाबीन, सूर्यमुखी का तेल, कार्न आयल, और सफोला में जो वसा पाई जाती है वह जमती नहीं है और अपना कार्य पूरा करने के बाद शरीर से निकल जाती है। इन तेलों के सेवन से कोलेस्ट्राल की संख्या बढ़ने नहीं पाती है। इसमें उत्पन्न ऊर्जा कार्बोहाइड्रेटस से उत्पन्न ऊर्जा से हो जुड़ी होती है। अगर आप 100 ग्राम कार्बोहाइड्रेट लेंगे तो उसमें 300 कैलोरी ऊर्जा उत्पन्न होगी। और वसा की उतनी ही मात्रा से 600 ग्राम कैलोरी ऊर्जा उत्पन्न होगी। इसीलिए वसा की मात्रा पूरे कैलोरी योग का एक तिहाई भाग निश्चित की गई है।

खनिज पदार्थ और विटामिन

विटामिनों का कार्य है—हम जो कुछ भी खाते हैं उसे पचाना, शरीर की कार्यक्षमता में वृद्धि करना, शरीर के विभिन्न अंगों की रासायनिक प्रक्रियाओं को सम्बल देने में योगदान देगा। प्रोटीन, कार्बोहाइड्रेट, वसा की विभिन्न प्रक्रियाओं का नियमित करने में, उन्हें पचाने, विभिन्न खनिज और विटामिन का प्रयोग आवश्यक है। ये दोनों तत्व सम्बद्ध हों, या पृथक-पृथक हों, एक दूसरे के पूरक होते हैं। और ऐसे ही मिलकर हमारे शरीर के विभिन्न अंगों को क्रियाशील बनाते हैं। उन्हें नियमित, नियन्त्रित और संचालित करते हैं।

खनिज पदार्थों में मुख्य रूप से पांच खनिजों की गणना की जाती है। ये खनिज पदार्थ हैं:—

1. कैल्शियम
2. मैग्नीशियम
3. पोटाशियम
4. सोडियम
5. फास्फोरस

खनिज पदार्थों में इन खनिज पदार्थों का विशिष्ट स्थान है। इनके अतिरिक्त आयोडीन, अभ्रक, कापर, क्रोमियम, मैगनीज, और जिंक हैं। शरीर में दोनों श्रेणी के खनिजों की औसत दैनिक खपत इस तालिका से स्पष्ट हो जाती है। ये सभी मूल्य सामान्य उम्र वाले व्यक्ति की दैनिक आवश्यकता के आधार पर निश्चित किए गए

हैं:—

प्रधानतया गौण खजिन	दैनिक आवश्यकता (मिलीग्राम में)	
कैल्शियम	1000-1400	दूध पिलाने का भी माताओं के लिए
कापर	400-500	वयस्कों के लिए
आयरन	500-600	बच्चों के लिए
आयोडीन	12-15	
क्रोमियम	1-2	
मैग्नेशियम	200-400	
मैंगनीज़	500	
फास्फोरस	1000	
पोटाशियम	1000-4000	
सोडियम	400-1500	
जिंक	10-15	
सैलेनियम	50-200	

70 किलो वजन के व्यक्ति के शरीर में विभिन्न खनिजों की मात्रा प्रायः निम्नलिखित विवरण से आंकी जा सकती है:—

कैल्शियम	1.250 किलोग्राम
क्रोमियम	.002 ग्राम
आयोडीन	.01 ग्राम
मैग्नेशियम	4.5 ग्राम
आयरन	7 ग्राम
मैग्नीज	.01 ग्राम
पोटाशियम	275 ग्राम
फास्फोरस	680 ग्राम
जिंक	3 ग्राम
सोडियम	75 ग्राम
सैलेनियम	3 ग्राम
सल्फर	100 ग्राम
क्लोरीन	115 ग्राम
फ्लोरीन	1 ग्राम
आक्सीजन	43.500 किलोग्राम
कार्बन	12.5 किलोग्राम
नाइट्रोजन	1.800 किलोग्राम
हाइड्रोजन	12.500 किलोग्राम

रोग या किसी अन्य कारण से उनका शोषण होने पर शरीर में खनिजों का अभाव हो जाता है।

दैनिक भोजन में उचित मात्रा में प्रयोग न होने पर भी खनिजों का अभाव हो जाता है।

प्रोटीन की कमी, गुर्दों के विकार आदि से भी खनिजों की मात्रा में कमी आ जाती है।

अधिक पसीना आने से भी खनिजों की मात्रा कम हो जाती है।

कैल्शियम—जब बच्चों के विकास का समय होता है उस समय कैल्शियम की सबसे अधिक आवश्यकता पड़ती है क्योंकि इस काल में बच्चों की अस्थियों का विकास और विवर्धन होता है। अस्थियों के निर्माण, उनके रख-रखाव, दांतों को मजबूत करने, हृदय गति को नियमित खून के धब्बे बनाने में सहायता करने, मांसपेशिओं की सामांन्य लोच और उनके सिकुड़न पैदा करने के लिए शरीर के विभिन्न अंगों को कैल्शियम की आवश्यकता पड़ती है। शारीरिक शक्ति, सहन करने की क्षमता, कोलेस्ट्रोल के स्तर को नियमित करने, नाड़ीतन्त्र को सुदृढ़ बनाने, मासिक धर्म के समय होने वाली पीड़ा को नियन्त्रित करने और पाचन तन्त्रों की कार्यशीलता को गति प्रदान करने के लिए कैल्शियम अत्यधिक आवश्यक होता है। घावों को शीघ्र ठीक करने और रक्त में थक्कों की गुणवत्ता के लिए, कुछ विशेष प्रकार के भयंकर रोगों को बढ़ने से रोकने में कैल्शियम का विशेष योगदान होता है। हृदय की उचित तथा सामान्य प्रक्रिया में इसकी सहायता मैग्नेशियम करता है अगर कैल्शियम की उचित और अपेक्षित मात्रा शारीरिक स्वास्थ्य के अनुरूप ली जाती है तो व्यक्ति मानसिक तनाव, दिल का बैठना, चिड़चिड़ापन, अनिद्रा आदि अनेक रोगों और एलर्जी मुक्ति पा सकता है।

गर्भवती महिलाओं या 45-50 वर्ष आयु की महिलाओं, 55-60 वर्ष की आयु से अधिक आयु के पुरुषों तथा शराब पीने वालों और धूम्रपान करने वालों के अक्सर कैल्शियम की कमी पाई जाती है। बचपन में बच्चों को सूखा रोग हो सकता है। उनके शरीर की हड्डियां टेढ़ी-मेढ़ी और कमजोर हो जाती हैं इसका कारण कैल्शियम की शरीर में कमी होना ही होता है। कैल्शियम को अवशोषित करने में विटामिन ए और डी की विशेष भूमिका होती है। भोजन के साथ अगर कैल्शियम कार्बोनेट ली जाए तो बड़ी आसानी से और बड़ी तेजी से शरीर में जज्ब जाती है। अगर शरीर में कैल्शियम की कमी हो जाए तो शरीर की हड्डियों से कैल्शियम निकलने लगता है और इस प्रकार शरीर की हड्डियां कमजोर पड़ जाती हैं।

हमें आम प्रकार का कैल्शियम विभिन्न दालों, सोयाबीन, खट्टे रसदार फलों, मटर, अखरोट, कापर, सूर्यमुखी के बीज आदि से और सबसे अधिक दूध और दूध से बने पदार्थों से प्राप्त होता है। इसलिए शरीर को पूर्णरूप से शक्तिशाली बनाए रखने के लिए इन बीजों का सेवन आवश्यक है।

कापर

कापर यानी तांबा और लोहा एक दूसरे के सहायक और पूरक खनिज हैं। यदि उसी प्रकार जिस प्रकार सोडियम लवण और पोटाशियम है। कापर से शरीर के रक्त में लचीलापन आता है और लोहे को होमोग्लोबिन में बदलने में सहायता करता है। अगर शरीर में इस खनिज की कमी हो जाए तो कोलेस्ट्राल और कापर का सन्तुलन बिगड़ जाता है। जिसके कारण एच. डी. एम. डी. एल. में कमी होने लगती है तो उच्च रक्तचाप और हृदय के विभिन्न रोग उत्पन्न हो जाते हैं।

शरीर में कापर की कमी हो जाने पर पांडु रोग, नाड़ी संस्थान के रोग, तथा गर्भावस्था में अनेक विकार उत्पन्न हो जाते हैं और जब शरीर में कापर की मात्रा बढ़ जाती है तो शरीर में सैलेनियम का प्रभाव कम हो जाता है जिसके कारण व्यक्ति केंसर जैसे रोग से लड़ने की शक्ति खो बैठता है। गेहूं के आटे का चोकर, सूखे मेवे, शहद, गुर्दे, जिगर, खमीर, सेम की फली और चाकलेट आदि में कापर की पर्याप्त मात्रा पाई जाती है।

क्रोमियम

रक्त के दबाव और मधुमेह जैसे विकार को नियन्त्रित करने में क्रोमियम बहुत सहायता करता है। शरीर की मांसपेशियों को रक्त से शक्कर लेने में सहयोग देता है। कोलेस्ट्राल संयोजन और मांसल अम्ल पर नियन्त्रण रखता है। हल्के मधुमेह और क्रोमियम की कमी में विशेष अन्तर नहीं किया जा सकता। इसका अर्थ यह है कि शरीर में जब क्रोमियम की कमी हो जाती है तो केंसर हो जाता है।

मनुष्य की आयु जैसे-जैसे बढ़ती जाती है, उसके शरीर में क्रोमियम की कमी होने लगती है। कभी-कभी अत्यधिक खून बहने, घाव हो जाने और क्षमता से अधिक व्यायाम करने से भी क्रोमियम की कमी हो जाती है। इस कमी को खुम्बी, मछली, जिगर से दूर करते हैं।

प्राकृतिक चिकित्सा में फलों और साग-सब्जियों का महत्व

प्रसन्नता का विषय है कि आज लोगों का ध्यान प्राकृतिक चिकित्सा की ओर बढ़ता जा रहा है। इसके कई कारणों में प्रमुख है डाक्टरों की फीस, मंहगी दवाइयां, सरकारी अस्पतालों में स्थान और दवाओं का अभाव, उनमें कार्यरत डाक्टरों की तथा अन्य कर्मचारियों की उपेक्षा तथा व्यवहार और नर्सिंग होमों की अन्धाधुन्ध महंगी उपचार व्यवस्था। भारतीय जनता का अस्सी प्रतिशत भाग ऐसा है जो उपचार के इन खर्चों को बर्दाश्त नहीं कर सकता। इसलिए इस वर्ग के लिए एक मात्र प्राकृतिक चिकित्सा ही एक ऐसी चिकित्सा है जो मंहगी नहीं है और आसानी से सुलभ है।

दवा के उपयोग में विश्वास न रखने वाली सभी चिकित्सा प्रणालियों का मूल आधार प्राकृतिक चिकित्सा ही है। भले ही उसकी उपचार विधि कैसी ही हो। प्राकृतिक चिकित्सा रोगी के आहार पर विशेष ध्यान देती है। प्रत्येक चिकित्सा प्रणाली के चिकित्सक और विशेषज्ञ इस बात को स्वीकार कर चुके हैं कि रोगों का मूल कारण यही असन्तुलित आहार होता है और सन्तुलित आहार ही उसके रोग निवारण का माध्यम भी होता है। किसी भी प्रकार के पकाए गए भोजन की अपेक्षा कच्चे अन्न, अंकुरित अन्न, हरी साग-सब्जियां और फल व्यक्ति को जहां रोगों से दूर रखते हैं वहां उसके रोगों का उपचार भी करते हैं। शरीर में कोई भी रोग या विकार उत्पन्न हो जाने पर दवाओं का उनके निवारण पर उतना प्रभाव नहीं पड़ता जितना प्रकृति प्रदत्त आहार के सेवन से पड़ता है। आज देश में साग-सब्जियां और फल इतनी अधिक मात्रा में उपलब्ध हैं और इतने सामान्य और सस्ते दामों में उपलब्ध हैं कि गरीब आदमी भी उनका सेवन करके लाभ उठा सकता है। साग-सब्जियों और फलों आदि के सेवन से प्रत्यक्ष रूप में दो लाभ हैं। पहला लाभ तो यह है कि ये सारी चीज़ें उसके आहार का काम देती हैं। यानी उसके पेट भरने का साधन बन जाती है और दूसरा लाभ यह होता है कि रोगी को रोगों से मुक्ति मिल जाती है।

प्राकृतिक-चिकित्सा केवल हवा, पानी और धूप आदि के सेवन और उपयोग तक ही सीमित नहीं है बल्कि प्रकृति द्वारा प्रदत्त साग-सब्जियों और फलों के आहार पर भी निर्भर है। हवा, धूप और पानी की तरह ये सभी चीजें हमें प्रकृति द्वारा ही प्राप्त होती हैं। प्रसन्नता की बात है कि आज हमारे देश में ही नहीं

विदेशों में भी लोग प्राकृतिक चिकित्सा और प्रकृति प्रदत्त इन पदार्थों के आहार की ओर आकर्षित और अग्रसर हो रहे हैं।

प्राचीन काल से भोजन को पकाने की प्रथा चली आ रही है। लेकिन भोजन को पकाने में प्रकृति ने हमें जो भी आहार दिया है उसके प्राकृतिक गुण नष्ट हो जाते हैं। अपने सात्विक और उपयोगी तत्वों के नष्ट हो जाने पर यह आहार निर्जीव बन जाता है। इस निर्जीव आहार से मानव को शक्ति और ऊर्जा भला किस प्रकार प्राप्त हो सकती है। जीवन से ही जीवन की उत्पत्ति और सुरक्षा संभावित होती है। यह जीवन हीन आहार मानव को शक्ति प्रदान करने के बजाय उसके शरीर में अनेक विकार उत्पन्न कर देता है और ये विकार धीरे-धीरे भयंकर रोगों का रूप ग्रहण कर लेते हैं।

सामान्य रूप से मनुष्य को नीरोग और स्वस्थ रहने के लिए दैनिक जीवन में निम्नलिखित पदार्थों की आवश्यकता होती है:—

1. कार्बोदित पदार्थः—मानव शरीर को ऊर्जा प्रदान करके उसे क्रियाशील बनाने की शक्ति कार्बोदित पदार्थों से प्राप्त होती है। कार्बोदित पदार्थों में शर्करा और स्टार्च का प्रमुख स्थान होता है। ये तत्व सभी प्रकार के अनाजों में पाया जाता है लेकिन आटे से चोकर निकाल देने पर, चावलों को पालिश कर देने पर और खांड, या गुड़ के स्थान पर चीनी का प्रयोग करने पर आहार का यह आवश्यक तत्व नष्ट हो जाता है। इसी प्रकार अप्राकृतिक तथा अधिक मात्रा में कार्बोदित पदार्थों की आहार में वृद्धि मनुष्य की पाचन शक्ति को कम कर देती है।

2. चर्बी युक्त पदार्थः—हमें चर्बी दो प्रकार की मिलती है जो चर्बी, दूध, घी, मांस आदि से मिलती है उसे प्राणिज्म चर्बी कहते हैं। इस चर्बी में सन्तृप्त एसिड या अम्ल होते हैं जो शरीर की रक्तवाहिनियों में कालेस्ट्रोल जमा देते हैं जिनसे रक्तवाहिनियां कठोर तथा संकरी हो जाती हैं जो उच्च रक्तचाप और हृदय रोग का कारण बन जाती है।

3. प्रोटीनः—शरीर की वृद्धि और विकास के लिए आहार में प्रोटीन का होना अत्यन्त आवश्यक हे। शरीर के लिए आवश्यक एमिनो एसिड प्रोटीन से ही प्राप्त होते हैं। ये एमिनो एसिड शरीर बनाते है लेकिन उतनी अधिक मात्रा में नहीं बना पाते जितनी मात्रा में शरीर के लिए आवश्यक होते हैं इसलिए हमें अतिरिक्त प्रोटीन दलहन आदि से लेना पड़ता है। इसी प्रकार वनास्पतिक चर्बी प्राप्त करने के लिए हमें तिलहन और उनसे निकले तेल पर निर्भर रहना पड़ता है। जो दूध, घी और मांस से प्राप्त होने वाली चर्बी की अपेक्षा कहीं अधिक सुपाच्य और विकारों से मुक्त होती है।

प्राकृतिक चिकित्सा द्वारा रोगों के उपचार

अनिद्रा

आज का मानव जीवन अनेक व्यस्तताओं और संघर्षों से भरा जीवन है। ये व्यस्तताएँ उसके मस्तिष्क में तनाव उत्पन्न कर देती हैं। दिन भर के कामकाज के बाद जब वह अपने बिस्तर पर जाता है तब भी अनेक चिन्ताएं उसके दिमाग में कुलबुलाती रहती हैं। कुछ कांटे की तरह चुभती रहती हैं। और उस का मानसिक तथा शारीरिक तनाव कम नहीं हो पाता। यही कारण है कि उसे आसानी से नींद नहीं आ पाती। वह बिस्तर पर पड़ा घंटों करवटें बदलता रहता है और कभी-कभी तो उस की आंखों में ही पूरी रात गुजर जाती है। धीरे-धीरे नींद का न आना रोग बन जाता है जिसे अनिद्रा रोग कहते हैं।

अनिद्रा के रोगियों को चाहिए कि वे शाम का भोजन जल्दी कर लें। भोजन हल्का फुल्का और सुपाच्य होना चाहिए। तले हुए और चटपटे मसाले दार खाद्य पदार्थ देर में हज्म होते हैं। इससे पाचन तन्त्र में विकार आ जाते हैं और वायु बनने लगती है। इसलिए ऐसा भोजन लें जो वायु न बना सके।

भोजन के बाद एक-डेढ़ मील तक पैदल टहलें। इससे वायु नहीं बन पायेगी।

रात को सोने से पहले गर्म पानी से अच्छी तरह स्नान करें। इस स्नान से शरीर की थकान ही नहीं तन-मन का तनाव भी समाप्त हो जायेगा।

इस के बाद बिस्तर पर शवासन की मुद्रा में आ लेटें और कम शक्ति का दक्षिणी ध्रुव चुम्बक दस-पन्द्रह मिनट तक माथे पर रखें।

अगर फिर भी नींद न आए तो कोई अच्छी पुस्तक पढ़ने लगें। इससे धीरे-धीरे पलकें बोझिल होने लगेंगी और नींद आ जायेगी।

4. विटामिनः—शरीर को पूर्णरूप से स्वस्थ, नीरोग और शक्ति सम्पन्न बनाए रखने के लिए विटामिनों से युक्त आहार हमारे लिए अत्यन्त आवश्यक है। इन विटामिनों से हमें कैल्शियम, फास्फोरस, पोटेशियम, सल्फर, सोडियम, क्लोरीन, मैग्नेशियम और लोह जैसे आवश्यक तत्वों की प्राप्ति होती है। हमारे शरीर में यदि इन आठ प्रमुख तत्वों में से किसी एक भी तत्व की कमी हो जाती है तो शरीर में विभिन्न प्रकार के विकार उत्पन्न हो जाते हैं। इन आठ प्रमुख तत्वों के अतिरिक्त कापर, आयोडीन, मैंगनीज, कलोरीन, जिंक, क्रोमियम और कोबाल्ट जैसे सात तत्व की मानव शरीर को रोगमुक्त और शक्ति सम्पन्न तथा क्रियाशील बनाए रखने के लिए श्रम आवश्यक है। ये तत्व हमें साग-सब्जियों, फलों और अंकुरित अनाजों से प्राप्त होते हैं। इसलिए हमें चाहिए कि अपने दैनिक आहार में इन वस्तुओं को प्रधानता दें। इन पदार्थों के सेवन से हम प्रकृति के और भी निकट पहुंच

जाते हैं। क्योंकि ये सभी पदार्थ हमें प्रकृति से ही प्राप्त होते हैं। अपने शरीर को स्वस्थ और रोगों का सामना करने में समर्थ बनाने के लिए प्राकृतिक आहार पर अधिक निर्भर रहने की आवश्यकता होती है। एक जबान व्यक्ति तो इन साग-सब्जियां और फलों को उनके प्राकृतिक रूप में ही सेवन करके पचा लेता है लेकिन बच्चे और वृद्ध इन्हें नहीं पचा पाते इसलिए जरूरी है कि बच्चों और वृद्धों को इन प्रकृति-प्रदत्त वस्तुओं का रस जिसे आज जूस कहते हैं दिया जाए।

साग-सब्जियों और फलों से शरीर की रक्त शुद्धि होती है। शरीर के कोषों में जो अनावश्यक विषैले तत्व एकत्र हो जाते हैं शरीर से निकल जाता है। अगर रोगों के कारण शरीर के कोष नष्ट हो जाते हैं तो उनके स्थान पर नए कोष उत्पन्न हो जाते हैं।

अम्लता

हमारे शरीर को क्षारों की अत्यधिक आवश्यकता होती है। हमारे शरीर में 80 प्रतिशत क्षार और 20 प्रतिशत अम्ल पाया जाता है। लेकिन चटपटे मसालेदार और गरिष्ठ भोजन से अम्लता बढ़ जाती है। अत्यधिक प्रोटीन वाले आहार भी अम्लता में वृद्धि करते हैं। इससे पेट में जलन होने लगती है। भोजन न पचने के कारण खट्टी डकारें आने लगती हैं। अफारा हो जाता है और उदर में अन्य कई विकार उत्पन्न हो जाते हैं। कब्ज रहने लगता है और यह कब्ज अम्लता को और भी बढ़ावा देता है।

अम्लता को समाप्त करने के लिए सबसे पहले आहार पर ध्यान देना जरूरी है। ऐसा आहार लिया जाए जो गरिष्ठ न हो। चटपटा और अधिक मसालों से युक्त न हो। सादा हो और शीघ्र पच जाने वाला हो। अगर कब्ज हो तो किसी औषधि द्वारा उसे दूर करने के बजाय एनिमा से दूर किया जाए। जब तक अम्लता पूरी तरह समाप्त न हो और कब्ज खत्म न हो तीसरे दिन एनीमा का प्रयोग किया जाए। दिन में एक-दो बार 25-30 मिनट तक पेट और पेडू पर भीगी मिट्टी का भी लेप करें।

अस्थमा

अस्थमा की उत्पत्ति के अनेक कारण होते हैं। लेकिन एलोपैथी चिकित्सकों की मान्यता है कि अस्थमा की उत्पत्ति एलर्जी के कारण होती है। शरीर के संचित विषों या किसी बाहरी पदार्थ के प्रति शरीर की विरोधी प्रतिक्रिया के कारण अस्थमा पैदा हो जाता है।

आक्रमणकारी (Cpesodie) अस्थमा में रोगी की काफी रात गए या सुबह के तीसरे पहर में अचानक आंख खुल जाती है और उसे जोर-जोर से खांसी होने लगती है। और फिर दमे का दौरा पड़ जाता है। सांस लेने में कठिनाई होने लगती है। वह उठ कर बिस्तर पर बैठ जाता है और दोनों हाथों से अपने पलंग की पट्टियां

पकड़ कर आगे झुक कर अपनी उखड़ी हुई सांस को सामान्य बनाने की कोशिश करने लगता है। कुछ समय के बाद रोग का आक्रमण जिसे दौरा कहते हैं धीरे-धीरे शान्त हो जाता है। इस समय कोई दवा लेने से भी सांस की गति सामान्य हो जाती है।

दूसरे प्रकार का अस्थमा जीर्ण (Chronic) कहलाता है। इस प्रकार के दमे के रोगी को सांस लेने में हर समय कठिनाई होती है। हल्का सा भी परिश्रम करने पर, हल्का सा भी वज़न उठाने पर, घर या आफिस की सीढ़ियां चढ़ने पर या पैदल चलने पर सांस बुरी तरह फूल जाती है।

दोनों प्रकार के दमे के दौरों को शान्त करने और रोग के उपचार के लिए दमे के रोगी को चाहिए कि वह ऐसे खाद्य पदार्थों का इस्तेमाल न करें जो कफ पैदा करते हों। चावल, दालें, मिठाइयां, मांस और दही से कफ पैदा होता है और बढ़ता है। कफ पैदा करने वाले पदार्थों के दुष्प्रभाव को नष्ट करने के लिए फल और साग-सब्जियों का अधिक प्रयोग करें। गेहूं के चोकर वाले आटे का प्रयोग करें।

कब्ज दमे के मरीज के लिए सबसे अधिक घातक सिद्ध होता है। इसलिए आहार पर विशेष ध्यान देकर अपनी पाचन शक्ति को बढ़ायें। सुबह तड़के उठ कर खुली हवा में टहलने जायें। दिन में दो बार ठंडा कटि-स्नान करें। ऐसे योगासन करें जो पेट के लिए लाभकारी हों। प्रणायाम करके श्वांस की गति पर नियन्त्रण पाने का प्रयास करें। और अगर धूम्रपान की आदत हो तो उसे बिल्कुल छोड़ दें।

दमे के रोगियों को चाहिए किः—

खेतों और बाग-बगीचों से दूर रहे। रात को सोने के कमरे की खिड़कियां बन्द रखें।

घर में धूल-मिट्टी और कूड़ा करकट इकट्ठा न होने दें। पूरी सफाई रखें।

अपने बिस्तर की चादर, गद्दे और तकियों को साफ रखें। प्रतिदिन उन्हें झटक कर झाड़ दें।

कुत्ते, बिल्लियों और घोड़े आदि पशुओं का स्पर्श न करें।

फोम के गद्दों का उपयोग करें। रुई के गद्दों का उपयोग बन्द करें।

फफूंद वाली चीज़ों को न छुएं।

ऐसे खाद्य पदार्थों का सेवन बन्द कर दें जिनके खाने से सांस की गति पर प्रभाव पड़ता है।

जब दमे का दौरा पड़ जाये तो मुंह को पूरा खोलकर सांस न लें। होंठ आधे बंद कर लें। और मन को शान्त रखने की कोशिश करें।

गर्म पानी में कुछ देर तक पैरों को रखें और उन पर थोड़ा-थोड़ा गर्म पानी डालते रहें।

आंखों के रोग

मनुष्य के शरीर के जितने भी अंग हैं यों तो वे सभी आवश्यक और महत्वपूर्ण हैं। लेकिन आंख सर्वाधिक महत्वपूर्ण अंग हैं। आंखों के अभाव में हट्टा-कट्टा और

स्वस्थ व्यक्ति अपाहिज बनकर रह जाता है। मनीषियों का कहना है कि दृष्टि है तो सृष्टि है। दृष्टि के अभाव में प्राप्त की हुई सिद्धियों और अर्जित किया हुआ धन सभी व्यर्थ हो जाता है। जीवन में कितनी भी सम्पन्नता हो, सुख-सुविधाएं हों, नेत्रहीन व्यक्ति उनका उपयोग नहीं कर पाता।

सामान्य रूप से आंखों में तीन प्रकार के रोग होते हैं—

1. सामान्य रोग जैसे जलन, तेज धूप या रोशनी को बर्दाश्त न कर पाना, खारिश, थकावट खिंचाव और आंखों से पानी बहना आदि।

2. आंखों की दृष्टि के विकार। जैसे लघुदृष्टि (Myapia) दीर्घकालीन (Hyper Melropia), अनियमित दृष्टि (Aslig Milism) और आंखों का तिरछापन आदि।

3. मोतिया बिन्द, झामर, आंखों की परतों की सूजन, रोहू आदि।

जिस प्रकार अन्य रोगों में आहार पर ध्यान रखना चाहिए उसी प्रकार आंखों में कोई भी रोग उत्पन्न हो जाने पर सबसे पहले अपने आहार पर ध्यान देना चाहिए। कच्ची साग-सब्जियों और पानी का अधिक से अधिक प्रयोग करना चाहिए। फलों से आंखों को आवश्यक प्रजीवकों की प्राप्त होती है। खट्टे, तेज मिर्चमसाले युक्त चटपटे और गरिष्ठ खाद्यान्न रोग की वृद्धि करते हैं।

आंखों में कोई भी रोग होने पर डाक्टर से परामर्श करना आवश्यक है।

इनफ्लुऐन्जा

जनसाधारण इनफ्लुऐन्जा को फ्लू के नाम से पुकारते हैं। इस रोग का आक्रमण होते ही शरीर में पीड़ा होने लगती है। सिर में तेज दर्द होने लगता है। सर्दी और जुकाम हो जाता है और बुखार हो जाता है।

इस रोग के आरम्भ होते ही शुरु के एक-दो दिन रोगी को अन्न-आहार नहीं देना चाहिए। उपवास करना ठीक है। उपचार काल में बीच बीच में नींबू का रस मिला पानी या अनार का रस देना चाहिए। रोगी जब तक उपवास करे बिस्तर पर पूरी तरह आराम करे।

दो-तीन दिन तक रोजाना एनीमा से नाभि-पेट की पूरी तरह सफाई हो जाए।

ठंडे पानी की भीगी पट्टी को सीने पर लपेटने से रोगी को घबराहट महसूस होती है। अगर सर्दी अधिक महसूस होती हो तो चेहरे पर भाप का सेवन किया जाए।

बुखार और सिर दर्द बढ़ जाने पर माथे पर ठंडे पानी की पट्टी रखें।

उच्च रक्त चाप

आज कल रक्त चाप के रोगियों की संख्या दिनों दिन बढ़ती चली जा रही है। इसका प्रमुख कारण मानव का आज का जीवन है। तरह तरह के तनावों, व्यस्तता और संघर्षों से भरा जीवन। हर दम कोई न कोई चिन्ता, कोई न कोई समस्या मनुष्य को बेचैन किए रहती है।

इन तनावों का मनुष्य के रक्त की गति पर गहरा प्रभाव पड़ता है। जैसे-जैसे जीवन तनाव और समस्या ग्रस्त होता जा रहा है उच्च रक्त चाप के रोगियों की वृद्धि होती चली जाती है।

उच्च रक्त चाप रक्त नलिकाओं में विकार आ जाने के कारण उत्पन्न होते हैं। धीरे-धीरे यह रोग हृदय रोग का प्रमुख कारण बन जाता है।

रक्त के दबाव को नियन्त्रित करने में आहार का महत्वपूर्ण योगदान होता है। उच्च रक्त चाप में वह आहार आदर्श आहार माना जाता है जिसमें भय और सर्दी कम हो विटामिन की और अन्य खनिज पदार्थ अधिक हों और समुचित मात्रा में हों।

रक्त चाप के रोगी को भूख से कम भोजन खाना चाहिए इससे शरीर का वजन कम होता है और मोटापा समाप्त होता है। आमतौर पर मोटे व्यक्ति ही उच्च रक्तचाप के शिकार अधिक होते देखे जाते हैं। शरीर की अनावश्यक चर्बी कम करने के लिए हल्के फुल्के व्यायाम लाभकारी सिद्ध होते हैं।

उच्च रक्त चाप को चुम्बक चिकित्सा द्वारा नियन्त्रित किया जा सकता है।

एनीमिया

शरीर में जब होमोग्लोबिन की कमी हो जाती है तो यह रोग उत्पन्न होता है।

एनीमिया के तीन प्रमुख कारण होते हैं

1. चोट आदि लगने पर रक्त का अधिक बह जाना।
2. हड्डियों की मज्जा की निष्क्रियता के कारण लाल कणों के निर्माण में कमी। शरीर में लोह की कमी हो जाए।
3. लाल कणों में निरन्तर कमी।

एनीमिया के रोगी को ऐसे खाद्य पदार्थों का सेवन करना चाहिए जिनमें लोह तत्व और विटामिन सी प्रचुर मात्रा में मौजूद हो। साग-सब्जियों का कच्चा रस, सब्जियों के सूप, ताजे फल, अंकुरित अनाज, दालें आदि। इन सबमें विटामिन डी अधिक पाया जाता है।

सूर्योदय से पूर्व और सन्ध्या को घूमने जायें। खुली हवा में टहलना बहुत ही लाभकारी होता है। खुली हवा में लम्बी-लम्बी सांसें भी लें।

मालिश और सूखी या भीगे कपड़े की रगड़ से भी इस रोग में लाभ होता है।

ऐन्जाइना

जब मनुष्य के हृदय को पर्याप्त पोषण नहीं मिल पाता तो उसके सीने में दर्द होने लगता है। इसी दर्द को एन्जाइना कहते हैं। जब रक्त नलिकायें संकरी हो जाती हैं तो हृदय तक शुद्ध रक्त ले जाने में उन्हें कठिनाई होने लगती है। और इस तरह हृदय को पर्याप्त पोषण नहीं मिल पाता। और सीने में दर्द होने लगता है। वास्तव में एन्जाइना हृदय के अस्वस्थ होने की सूचना है। अगर एन्जाइम का

उपचार न किया जाए तो हृदय रोग होना निश्चित हो जाता है।

एन्जाइना के रोगी को ऐसा आहार लेना चाहिए जिसमें नमक और चिकनाई कम हो। रोगी को शक्कर और धूम्रपान छोड़ देना चाहिए। डाक्टरों का विचार है कि शरीर में मिथियोनाइन की वृद्धि और विटामिन बी की कमी से रक्त नलिकाएं संकरी हो जाती हैं। कच्ची साग-सब्जी और फलों में विटामिन की पर्याप्त मात्रा में होती है। उनका अधिक से अधिक सेवन करना चाहिए।

यदि रोगी मोटापे का शिकार हो तो उसे अपना वजन कम करना चाहिए।

उच्च रक्तचाप को नियन्त्रण में रखना आवश्यक है।

एन्जाइना में चुम्बक चिकित्सा और एक्यूप्रेशर चिकित्सा से लाभ होता है।

एपेंडिक्स

हमारे उदर के भीतरी भाग में जहां छोटी आंत और बड़ी आंत मिलती है उसी स्थान के समीप एक छोटा सा अंग होता है। इसी को एपेंडिक्स कहते हैं। यह अंग नली के आकार का होता है। इसकी लम्बाई लगभग साढ़े तीन इंच और गोलाई आधे इंच के लगभग होती है। यह मनुष्य के शरीर का एक ऐसा अंग है जिसका शरीर के स्वास्थ्य आदि से कोई सम्बन्ध नहीं है। और न शरीर के लिए कोई कार्य ही करता है। इसलिए यह एक बेकार और महत्वहीन अंग माना जाता है।

इस शताब्दी से पूर्व एपेंडिक्स के रोगी कभी कभी ही मिलते थे। लेकिन इस शताब्दी में एपेंडिक्स का रोग बहुत बढ़ गया है। आमतौर पर जो लोग तामिष भोजन खाते हैं उनमें यह रोग अधिक होता है। शाकाहारी व्यक्तियों में कभी कभी ही यह रोग देखने में आता है।

रोग विहीन खाद्य पदार्थों के सेवन से पैदा होने वाला कब्ज और श्रम का अभाव इस रोग की उत्पत्ति का कारण माना जाता है। आधुनिक चिकित्सा विज्ञान के अनुसार सूक्ष्म जीवाणुओं के कारण एपेंडिक्स में विकार उत्पन्न होता है।

एपेंडिक्स के रोग का आरम्भ पेड़ू के दर्द से होता है और धीमे-धीमे यह दर्द कूल्हे में चला जाता है रोगी को उबकाइयां आने लगती हैं। उल्टी करने की इच्छा होती है। शरीर में सुस्ती फैल जाती है और बुखार हो जाता है। एपेंडिक्स में सूजन आने पर ही दर्द उत्पन्न होता है। अगर सूजन अधिक बढ़ जाती है तो यह नस फट जाती है और रोगी का जीवन संकट में पड़ जाता है। इसका एकमात्र उपचार यह है कि आपरेशन द्वारा इसे निकाल दिया जाए। क्योंकि एपेंडिक्स शरीर के लिए एक अनुपयोगी अंग होता है इसलिए आपरेशन करके इसे निकाल देने पर कोई हानि नहीं होती।

लेकिन जैसे ही एपेंडिक्स में दर्द महसूस हो भोजन का परित्याग कर दें। पूरी तरह आराम करें और पर्याप्त मात्रा में पानी पियें। पानी में नींबू और सन्तरे का रस मिलाकर पीने से भूख शान्त रहती है।

एपेंडिक्स में सूजन आने पर कब्ज को दूर करना बहुत जरूरी है। पेट साफ करने

के लिए गर्म पानी का एनीमा लें, जुलाब की गोलियां और कोई भी दस्तावर दवा न लें। इनके प्रभाव से एपेंडिक्स की नली फट सकती है। एनीमा लेने से केवल पेट साफ होकर कब्ज ही दूर नहीं होता एपेंडिक्स की सूजन को भी राहत मिलती है।

ठंडे पानी की पट्टी पेडू पर रखें। पट्टी गर्म होने पर उसे हटा कर फिर ठंडे पानी की पट्टी रखें। इसके बाद पेट और पेडू पर गीली मिट्टी का लेप कर दें। जब मिट्टी सूख जाए तो उसे हटा दें। सूजन और दर्द कम हो जाने के बाद भी पेडू पर गीली मिट्टी का लेप करते रहें। सूजन और दर्द समाप्त हो जाने के बाद साग-सब्जी और फल आदि रेशेदार आहार का सेवन करें।

कब्ज

कब्ज सर्वमान्य रोग है। साथ ही शरीर में जितने भी रोग उत्पन्न होते हैं उनमें से अधिकतर रोगों की उत्पत्ति का कारण कब्ज ही होता है।

शायद ही कोई ऐसा व्यक्ति मिले जो कब्ज का शिकार न हो या जीवन में कभी कब्ज का शिकार न हुआ हो। इसके अलावा बहुत ही कम ऐसे लोग मिलेंगे जिन का पेट सुबह आसानी से साफ हो जाता हो। वरना ऐसे लोगों की संख्या ही अधिक है जो सुबह पेट साफ करने के लिए रात को कोई न कोई दस्तावर दवा लेते हैं।

कब्ज होने पर पेट और दिन में भारीपन हो जाता है। पेट में वायु बनने लगती है। रात को नींद नहीं आती। इसके अलावा बवासीर आदि अनेक रोग पैदा हो जाते हैं।

कब्ज के होने के अनेक कारण होते हैं।

कुछ लोग रोज़ाना सुबह को निश्चित समय पर शौच नहीं जाते। उनका खाना-पीना और सोना भी अनियमित होता है।

बिना रेशे की सब्जियां, बिना चोकर के आटे की रोटियां, गरिष्ठ और तले हुए खाद्य पदार्थ कब्ज पैदा कर देते हैं।

कुछ लोग कोई काम नहीं करते। शारीरिक श्रम से कोसों दूर रहते हैं। डट कर खाना और ज्यादा सोना—ऐसे व्यक्ति आमतौर पर कब्ज के शिकार होते हैं। जो लोग केवल मानसिक-श्रम करते हैं उन्हें भी कब्ज की शिकायत रहती है।

कब्ज दूर करने के लिए एनीमा सर्वश्रेष्ठ उपाय है। दस्तावर दवा से किस समय कितने दस्त होंगे इसका निश्चित अनुमान लगाना असम्भव है। लेकिन एनीमा से एक बार पेट बिल्कुल साफ हो जाता है। दस्तावर दवाइयों के सेवन का पेट की आंतों पर बुरा प्रभाव पड़ता है। कुछ दवाएं तो इतनी गर्म और तेज़ होती हैं कि दस्त में खून आने लगता है और एक रोग से छुटकारा पाने के स्थान पर दूसरा रोग मोल ले लिया जाता है।

कब्ज दूर करने के लिए हरी साग-सब्जियां जो रशेदार हों, चोकर सहित आटे की रोटियों, कनी वाला चावल आदि जल्द हज्म हो जाने वाले खाद्य पदार्थों के नियमित सेवन से कब्ज धीरे-धीरे खत्म हो जाता है और फिर होता भी यही है।

प्रातः काल एक गिलास पानी में एक नींबू का रस निचोड़ कर पीयें और

नियमित रूप से निश्चित समय पर शौच जायें। भले ही शौचालय में देर तक बैठना पड़े। दो चार दिन में उस निश्चित समय पर भय बिना जोर लगाए स्वतः ही आ जायेगा।

पीलिया

शरीर की रक्त वाहिनियों में किलिसविन तत्व की मात्रा बढ़ जाने पर त्वचा और म्यूकस मेम्बरेन्स पीले पड़ जाते हैं। आंखों में भी पीलापन आ जाता है और पेशाब का रंग भी पीला पड़ जाता हे। जब पित्त नली में कोई अवरोध आ जाता है तब भी पीलिया हो जाता है। पित्त नली में अवरोध आ जाने पर पित्त छोटी आंत में पहुंचने के बजाय रक्त में सम्मिलित हो जाता है। और रक्त में पीलापन पैदा हो जाता है। इसीलिए शरीर का रंग पीला पड़ जाता है। क्योंकि भोजन को पचाने के लिए छोटी आंत को पित्त नहीं मिल पाता इसलिए भोजन में जो चिकनाई होती है वह पच नहीं पाती। इसलिए पीलिया के रोगी के मल में चिकनाई आ जाती है।

पित्त की गड़बड़ी के कारण कब्ज रहने लगता है। भूरक नहीं लगती। बुखार रहने लगता है। दस्त सफेद और चिकनाई युक्त होने लगते हैं।

इस रोग के उपचार के लिए प्रतिदिन सुबह के ठंडे पानी का एनीमा लेना चाहिए। एनीमा के पानी में नींबू-का रस मिला लें।

कब्ज और भूख न लगने की दशा में उपवास करें।

क्षार प्रधान आहार, खट्टे-मीठे फलों का रस लें। करेला, मूली के पत्तों का रस इस रोग में बहुत लाभ पहुंचाते हैं।

दिन में तीन-चार बार पेट और पेडू पर दस-दस मिनट गर्म और ठंडा सेक करें। सेक करने के बाद भीगे कपड़े की पट्टी दिन भर लपेट कर रखें।

किसी टब में ठंडा पानी भर कर बैठ जायें। पानी इतना हो कि कमर तक आये। इसे कटि-स्नान कहते हैं।

आधाशीशी—सिर के आधे भाग में होने के कारण इसे आधाशीशी का दर्द या माइग्रेन कहते हैं।

दिन में दो बार एक नींबू के रस में एक चम्मच अदरक का रस मिलाकर पियें। और रस पीने के बाद दोनों बार पन्द्रह-पन्द्रह मिनट तक शवासन करें।

आंखों के रोग—आंखों के रोगों के उपचार के लिए मुख्य रूप से विटामिन ए की आवश्यकता होती है। लेकिन आंखों को स्वस्थ और नीरोग रखने के लिए अन्य विटामिनों की भी जरूरत होती है। आंखों के रोगों के निवारण के लिए गाजर का रस विभिन्न सब्जियों जैसे टमाटर, चुकन्दर, पालक आदि के रस के साथ मिला कर सुबह-शाम एक एक गिलास नियमित रूप से पियें। अगर नज़र कमजोर हो गई हो तो कुछ दिनों तक गाजर आदि के मिश्रित रस का नियमित रूप से सेवन करें। इससे केवल आंखों के रोगों का ही निवारण नहीं होगा बल्कि खून बड़ी तेजी से

बनेगा जिससे शरीर के अन्य रोगों का निवारण करने की भी शक्ति प्राप्त हो जायगी।

उल्टी—उल्टी आने के कई कारण होते हैं। आमतौर पर कुछ स्त्रियों को गर्भवती होते ही उल्टियां आने लगती हैं। ये उल्टियां बिना किसी उपचार के स्वयं ही बन्द हो जाती हैं।

फलाहार की हमारे देश में प्राचीन परम्परा रही है। अनादिकाल से व्रतों की परिपाटी चली आ रही है। हालांकि ये व्रत देवी-देवताओं, ग्रहों आदि को प्रसन्न करने के उद्देश्य से किए जाते हैं लेकिन वास्तविकता ऐसी नहीं है। हमारे मनीषियों ने उस हर कार्य को एक धार्मिक स्वरूप दे दिया है जो हमारे लिए हितकर सिद्ध होता है। व्रत रखने पर केवल फलों का ही आहार किया जाए इसे नियम बना दिया है। इस बहाने से हम अधिक से अधिक फलाहार करें और अपने शरीर को स्वस्थ, नीरोग और क्रियाशील बनाए रखें, फलाहार के पीछे मनीषियों का एक मात्र उद्देश्य यही था।

प्राकृतिक-चिकित्सा का सीधा सादा अर्थ यही है कि पहले तो हम प्राकृतिक आहार से रोग निवारण शक्ति प्राप्त करें और यदि कोई रोग हम पर आक्रमण कर बैठे तो हम प्राकृतिक आहार और तत्वों के द्वारा उस रोग को शरीर से निकाल बाहर करें।

साग-सब्जियों और फलों के रसों से अनेक रोगों का उपचार बड़ी आसानी से किया जा सकता है।

अनुचित खान-पान के अतिरिक्त रोगों की उत्पत्ति के कुछ निश्चित कारण होते हैं। जब तक इन कारणों का निवारण नहीं होता तब तक रोग पूरी तरह समाप्त नहीं होगा।

यह सब शरीर में भ्रमण करता है तो ये कोशिकायें या सैल उस आक्सीजन का इस्तेमाल कर लेते हैं और तब होमोग्लोबिन सबसे पृथक हो जाती है। मानव शरीर में लगभग पच्चीस खरब लाल कण होते हैं लेकिन ये इतने सूक्ष्म होते हैं कि अगर तीन हजार कणों की एक पंक्ति बनाई जाए तो वह 25 मिलीमीटर से अधिक लम्बी नहीं होगी। एक वयस्क शरीर में 12 से 17 प्रतिशत तक आक्सीजन होती है। रक्त ये लाल कण अर्थात होमोग्लोबिन गोलाकार थैलियों के रूप में होते हैं। मानव शरीर में जितना रक्त होता है उसका 45 से 50 प्रतिशत तक भाग में पाये जाने वाले कणों का होता है। और 23 प्रतिशत भाग होमोग्लोबिन का होता है। होमोग्लोबिन के प्रत्येक कण मे छोटे-छोटे लगभग एक लाख कण होते हैं। इनमें कुछ कण लोहे के होते हैं जिनके कारण रक्त का रंग लाल होता है। श्वांस की प्रक्रिया में लोहे के इन कणों की मुख्य भूमिका होती है। इन लोहे के कणों के कारण ही मानव शरीर को चुम्बकत्व की शक्ति प्राप्त होती है।

इन लाल कणों के अतिरिक्त रक्त में सफेद कण भी पाए जाते हैं। इन श्वेत कणों को ल्यूकोसाइट के नाम से पुकारा जाता है। ये श्वेत कण भिन्न-भिन्न आकार

के होते हैं और लाल कणों की तरह ही पूरे शरीर में परिभ्रमण करते रहते हैं। मानव शरीर की सुरक्षा के लिए इन श्वेत ल्यूकोसाइट समूह कण का विशेष महत्व होता है। ये रोगाणुओं को नष्ट कर देते हैं। और फिर उन श्वेत कणों से निकलने वाले एन्जाइम और अन्य तत्वों के साथ रक्त के प्लाज्मा में समाविष्ट हो जाते हैं। ये श्वेत कण रोग के कीटाणुओं को नष्ट करके शरीर की अनेक रोगों से निरन्तर रक्षा करते रहते हैं। इस प्रकार लाल कण जहां मानव शरीर को ऊर्जा प्रदान करते हैं वहां श्वेतकण शरीर को सुरक्षा प्रदान करते हैं। इसलिए सन्तुलित मात्रा में रक्त में इन दोनों कणों का होना अत्यन्त आवश्यक है।

होमोग्लोबिन और ल्यूकोसाइट के अतिरिक्त रक्त मं एक और तत्व भी पाया जाता है जिसे प्लेटलेट या थ्रोम्कोसाइट के नाम से पुकारा जाता है। थ्रोम्को साइट अनियमित रूप में छोटे-छोटे कणों की शक्ल में होते हैं। इनमें थ्रोम्बोकीनास नाम का तत्व पाया जाता है। इस तत्व का गुण है रक्त में जम जाना और रक्त में थ्रोम्कोसाइट की कमी हो जाती है तो चोट से घाव हो जाने पर घाव से बहने वाले रक्त को रोक पाना असम्भव हो जाता है और घायल व्यक्ति की मृत्यु हो जाती है।

रक्त में पाये जाने वाले लाल होमोग्लोबिन कण और श्वेत ल्यूकोसाइट कण समाप्त होते रहते हैं लेकिन हड्डियों की मज्जा समाप्त होने वाले इन कणों के स्थान पर निरन्तर नए कण उत्पन्न करती रहती है। और एक सेकेन्ड में लगभग दस लाख कण उत्पन्न कर देती है। श्वेत कणों की तुलना में लाल कणों की संख्या 500 से 800 तक होती है।

लाल कणों वाली होमोग्लोबिन से शरीर को शक्ति प्राप्त होती है। अगर रक्त में होमोग्लोबिन की कमी हो जाए तो शरीर इतना शक्तिहीन हो जाता है कि अपने लिए पर्याप्त आक्सीजन नहीं जुटा पाता है। और इसीलिए शरीर में रक्त की कमी यानी एनीमिया का रोग उत्पन्न हो जाता है। होमोग्लोबिन का निर्माण प्रोटीन से होता है। इसलिए आवश्यक है कि रक्त की कमी हो जाने की दशा में ऐसे खाद्य पदार्थों का सेवन किया जाए जिन में प्रोटीन अधिक मात्रा में हों। यह प्रोटीन होमोग्लोबिन का निर्माण करके रक्त की कमी को दूर कर सकता है।

होमोग्लोबिन के अलावा रक्त के द्रव भाग प्लाज्मा में पीले रंग का जो द्रव पाया जाता है वह भी प्रोटीन युक्त होता है। प्लाज्मा में 50 से 52 प्रतिशत तक पानी होता है और 8 से 10 प्रतिशत तक कार्बनिक और अकार्बनिक तत्व पाये जाते हैं। प्लाज्मा का सीधा सम्बन्ध शरीर के ऊत्तकों में पाये जाने वाले द्रवों के साथ होता है। इन द्रवों में एक और भी विशेष तत्व पाया जाता है जिसे एन्टीबाडी कहते हैं। यही तत्व मानव शरीर की रोगों से सुरक्षा करता है। शरीर में प्रविष्ट हो जाने वाले विषैले पदार्थों के प्रभाव को नष्ट करता है जिससे शरीर में मौजूद रोगाणु नष्ट हो जाते हैं और रक्त शुद्ध हो जाता है। यही शुद्ध रक्त मानव को शक्ति और ऊर्जा प्रदान करता है इसलिए इन सभी तत्वों का सन्तुलित मात्रा में शरीर के रक्त में होना। ❑❑❑